KNAUR
MENSSANA

Renate Bruckmann
Tilo Mörgen

Kloß im Hals?

Effektive Übungen, Alltagstipps und Selbstbehandlungen für einen beschwerdefreien Hals und Nacken

KNAUR
MENSSANA

Die in diesem Buch vorgestellten Übungen wurden von den Autoren und dem Verlag sorgfältig geprüft und haben sich in der Praxis bewährt. Da jeder Mensch für sich besonders ist, können wir allerdings Ergebnisse nicht garantieren. Der Verlag und die Autoren schließen jegliche Haftung für Gesundheits- und Personenschäden aus.

Besuchen Sie uns im Internet:
www.mens-sana.de

MIX
Papier | Fördert gute Waldnutzung
FSC® C014496

Originalausgabe Februar 2024

Ein Imprint der Verlagsgruppe
Droemer Knaur GmbH & Co. KG
Landsberger Straße 346, 80687 München

Redaktion: Ralf Lay
Fotos: Angelika Klein
Illustrationen: dieKLEINERT.de/Natascha Römer außer Abbildung 7: fascialnet.com
Grafiken: le-tex publishing services GmbH, Leipzig
Covergestaltung: ZERO Werbeagentur, München
Satz: Sandra Hacke, Dachau
Druck und Bindung: GGP Media GmbH, Pößneck
ISBN 978-3-426-21763-4

Kontaktadresse nach EU-Produktsicherheitsverordnung:
produktsicherheit@droemer-knaur.de

6 5 4 3 2

Inhalt

Einleitung 9

TEIL I
Zwischen Kopf und Kragen:
Funktionelle Beschwerden einordnen 11
Nicht alles ist psychisch bedingt 12
Ein Blick in den Hals 15

Halsbeschwerden 17
Missempfindungen im Hals 17
Kloß im Hals – Globusgefühl 18
Was hilft beim Globusgefühl? 23 |
Enge- und Globusgefühl nach Schilddrüsenoperation 24
Ständiges Räuspern 25
Chronischer Hustenreiz 27
Chronische Verschleimung im Hals 28
Was hilft bei Räuspern, Reizhusten und Verschleimung? 29
Übelkeit im Hals 30
Kältegefühle und Überempfindlichkeit 31
Was hilft bei Übelkeit und Überempfindlichkeit am Hals? 32
Bindegewebe (Faszien) und vegetative Störungen 33
Halsschmerzen 36
Was hilft gegen Halsschmerzen ohne Befund? 37
Schluckstörungen 40
Tipps für leichteres Schlucken 42
Stimmprobleme – Dysphonie und Heiserkeit 44
Wovon hängt unsere Stimme ab? 46 |
Tipps für eine bessere Stimme 47
Wie die Atmung Halsbeschwerden verursachen kann 48
Was hat meine Kopfhaltung mit den Halsbeschwerden
zu tun? 49

Atmung und Atemstörungen 51
Hochatmung 56
Paradoxe Atmung 57
Atemnot mit Panikattacken 57
Hyperventilation 58
Pressatmung 58
Woher kommen die Einschränkungen der Atmung? 59
Tipps im Alltag und Übungen für eine bessere Atmung 60

Nackenbeschwerden 62
Die Bandscheiben sind es wahrscheinlich nicht … 63
»Sand im Getriebe«: Woher kommt das Knirschen im Nacken? 64
Wie hängt der verspannte Nacken mit dem Kloß im Hals zusammen? 65
Nacken und Schwindel 65
Was hilft bei Schwindel? 66
Nacken und Tinnitus 68
Was hilft bei Tinnitus? 69
Fehlhaltungen des Kopfs 73
Die normale Kopfhaltung 75 | Der vorgeschobene Kopf 75 | Der seitlich geneigte Kopf 75 | Der gedrehte Kopf 76 | Der gebeugte Kopf 77
Tipps für den nackenfreundlichen Alltag 78
Bewegen 78 | Unterwegs 79 | Gespräche und Sitzungen 79 | Büro und Technik 80 | Sport 81 | Zu Hause 82 | Schlaf 82

Kieferbeschwerden durch Verspannungen 83
Wie tragen verspannte Kaumuskeln zum Kloß im Hals bei? 87
Was knackt in meinem Kiefer? 87
Tipps für lockere Kaumuskeln 88
Zahnärztliche Begleitung 88 | Stressverarbeitung 89 | Alltag 89

Bewegung, Anspannung, Entspannung 90
Daueranspannungen erkennen und verändern 90
Die Bedeutung von Bewegung und Sport 91
Keine Zeit für Bewegung und Ausgleich? 92
Locker durch den Tag: Tipps für das Sitzen und
die Arbeit am PC 93
Checkliste der spannenden Gewohnheiten beim Sitzen 94 |
Checkliste für gutes Sitzen am Computer 97

TEIL II
Übungen für Hals, Nacken und Kiefer 101

Das Basis-Programm für eine bessere
Aufrichtung und Atmung 103

Die Extras 118
Freier Hals 118
Lockerer Nacken 127
Entspannte Kiefer 138

FAQs zu den Übungen 141

TEIL III
Massagen und Selbstbehandlungen 143
Die Bindegewebsbehandlung 143
Die Muskelbehandlung 144

Die Halsbehandlung 145

Die Nackenbehandlung 151

Die Kieferbehandlung 159

Ausblick 164

Dank 165

Anhang 167
Übungen und Indikationen im Überblick 167
Verzeichnis der Massagen und Selbstbehandlungen 169
Literatur 170

Einleitung

Wenn Sie einen Kloß im Hals – auch »Globussyndrom« genannt – oder andere Beschwerden im Hals haben, für die es keinen organischen Befund gibt, kann die Beschäftigung mit diesem Buch Ihnen helfen. Sie werden Ihre Beschwerden verstehen und erkennen, was Sie selbst dagegen tun können. Denn das ist gar nicht so schwer.

Sicher haben Sie schon einmal bemerkt, dass die Bewegungen Ihres Kopfs von Ihren Nackenmuskeln abhängen. Wahrscheinlich haben Sie jedoch nie darüber nachgedacht, dass Schlucken, Sprechen und Atmen ebenfalls Vorgänge sind, die mit Bewegung zusammenhängen und folglich auch mit Muskeln. Ja, richtig, an der Vorderseite des Halses gibt es Muskeln, ziemlich viele sogar. Wenn Sie jetzt einmal schlucken und sich dabei vorn an die Mitte Ihres Halses fassen, spüren Sie es: Da bewegt sich etwas. Ohne diese Bewegung und einige andere könnten wir nicht essen und atmen und blieben stumm.

In diesem Buch geht es um Kopf und Kragen und das, was dazwischenliegt, wenn man so will, den Hals. Im Hals vorn gibt es häufig funktionelle Beschwerden: Kloß im Hals, Stimmstörungen, Probleme beim Schlucken. Im Nacken sind es eher Steifheit und Schmerzen. Und verspannte Kaumuskeln verursachen Kauprobleme und Schmerzen. Diese Beschwerden entstehen oft durch eine dauerhaft angespannte Muskulatur, die die Beweglichkeit und damit die Körperfunktionen beeinträchtigt und belastende Symptome erzeugt.

Selbstverständlich ist es wichtig, bei Halsbeschwerden zunächst eine ärztliche Diagnostik in Anspruch zu nehmen. Wurde geklärt, dass nichts vorliegt, was ärztlicher Behandlung bedarf, können Sie mit den richtigen Körperübungen und der Achtsamkeit für ein paar Dinge des Alltags die meisten funktionellen Störungen im Hals gut beeinflussen. Sie erfahren, wie die Funktionen im Hals – Sprechen, Schlucken, Atmen – von Ihrer Muskulatur abhängen. Und welche Gewohnheiten und Umstände Spannung und damit Beschwerden erzeugen. Sie erlernen effektive Übungen und einige Möglichkeiten der Selbstmassage von verspannten Geweben.

Weil Menschen mit Halsproblemen sehr oft auch eine erhöhte Spannung im Nacken und/oder im Kiefer oder Atemstörungen haben, zeigen wir auch dafür Möglichkeiten der Selbsthilfe.
Sie werden im Buch einige unserer Patienten und Patientinnen kennenlernen, jedenfalls deren Beschwerden und Symptome, die Ihren eigenen ähnlich sein mögen (die Namen sind jeweils geändert). Wir zeigen Ihnen einfache Übungen und wirksame Handgriffe, die Ihnen helfen können, Verkrampfungen zu lockern und Funktion zurückzugewinnen.
Dadurch können Sie sich wieder besser fühlen, schlucken, sprechen, singen, atmen und bewegen und haben den Kopf frei, weil Sie nicht mehr über Beschwerden nachdenken müssen, die verschwunden sind.

Teil I

Zwischen Kopf und Kragen: Funktionelle Beschwerden einordnen

Bei gesundheitlichen Problemen ohne organischen Befund spricht man in der Medizin von funktionellen Beschwerden. Diese kann es im Hals genauso wie woanders im Körper geben: Die Diagnose wird gestellt, wenn organisch alles in Ordnung ist und man die Beschwerden sonst nicht erklären kann. Manchmal reicht dann bloßes Abwarten, und die Symptome verschwinden von allein. Wenn nicht, kann man sich die Bewegungsfunktionen und den Spannungszustand von Muskulatur und Faszien anschauen und erleben, dass dies die Lösung ist.

Um Muskeln zu lockern und sie in diesem Zustand zu erhalten, gibt es vier Möglichkeiten:

1. Man erkennt und verändert »*spannende* Gewohnheiten« (Bruckmann 2020), also etwa die Angewohnheit, ständig die Zunge an den Gaumen zu pressen, was Dauer*spannung* in der Rachenmuskulatur erzeugt.
2. Man bewegt sie.
3. Man behandelt sie manuell.
4. Man senkt den allgemeinen Spannungszustand des Körpers durch Entspannungsverfahren.

Diese vier Möglichkeiten können Sie selbst anwenden, und wir zeigen Ihnen, wie Sie das angehen.

Nicht alles ist psychisch bedingt

Liegt nichts vor im Hals, was in der Regel in der Hals-Nasen-Ohren-(HNO-)Praxis festgestellt wird, nimmt man oft an, die Beschwerden seien psychosomatischer Natur. Beim sogenannten Kloß im Hals heißt dann zum Beispiel die Diagnose »Globus hystericus« oder »Globus nervosus«, und das klingt für viele, als seien sie ein Fall für die Psychiatrie.

Wir glauben nicht, dass sich irgendjemand Beschwerden wie ein Globusgefühl einbildet; und wir haben noch nie einen Patienten oder eine Patientin gesehen, die daran leidet und nicht verhärtete und angespannte Muskeln am und im Hals hätte. Verhärtete Muskeln und Faszien verursachen Druck und Enge. Wie ein Hosengürtel, der zu eng gestellt ist. Je mehr die Betroffenen darüber nachdenken, sich Sorgen machen, umso mehr Spannung entsteht.

Angeblich sagen fast 100 Prozent aller vom Globusgefühl geplagten Menschen, der Kloß im Hals werde unter Stress schlimmer. Deswegen eilt ihm wohl auch der Ruf voraus, psychisch bedingt zu sein. Eine Vermutung ist, dass unter Stress das sonst wenig störende Gefühl eben stärker wahrgenommen würde. Diese Vermutung halten wir für unrichtig. Normalerweise nehmen wir bei akutem Stress nämlich Missempfindungen und Schmerzen erst einmal weniger deutlich wahr. Das ist eine sinnvolle und sehr alte Reaktion des Körpers, denn so bleiben wir auch im Kampf oder auf der Flucht handlungsfähig und lassen uns nicht von jeder Missempfindung beeinträchtigen. Trotzdem bleibt die Frage, warum es unter Stress schlimmer wird. Die Antwort ist ganz einfach: Unter Stress reagieren wir mit erhöhtem Muskeltonus, auch im Hals.

Den Kreislauf aus Stress, Spannung und Beschwerden zu verstehen, bringt die erste Erleichterung: Es tut einfach gut zu wissen, was mit einem los ist. Und daraus folgt auch eine Idee, was man dagegen tun kann: die Muskulatur entspannen. Das verbessert Beschwerden und Funktionen.

Den Kloß im Hals kennt vermutlich jeder Mensch, nämlich dann, wenn eine emotionale Regung die Kehle zusammenschnürt. Das ist glücklicherweise ein vorübergehender Zustand, jedenfalls im Nor-

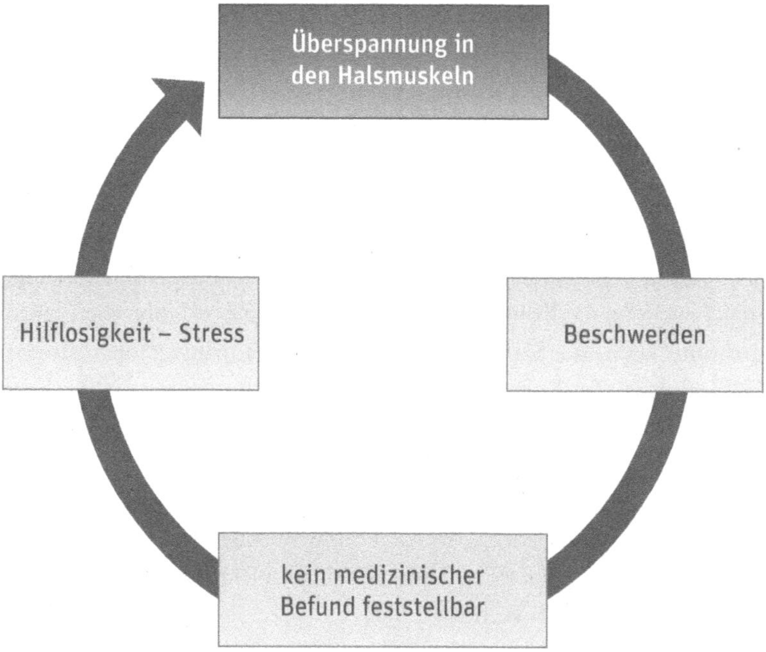

malfall. Leidet jemand am Globusgefühl, vergeht dieser Kloß im Hals aber nicht mehr. Er wird chronisch und damit zu einem Problem, das auch psychisch stabile Menschen zur Verzweiflung bringen kann. Nimmt man das »Zusammenschnüren« wörtlich, kann man auf die Idee kommen, sich Muskeln wie den Schlundschnürer (Musculus constrictor pharyngis) anzuschauen, um auszuprobieren, ob eine Lockerung dieses oder anderer Muskeln eine Besserung von Gefühl und Funktion bringt.

Nicht jeder leidet gleich stark unter dieser Art von Beschwerden. Was den einen wahnsinnig macht, stört andere kaum. Beschwerden und Missempfindungen werden eben nicht von jedem Menschen gleich wahrgenommen, sondern sind auch eine Frage der Einordnung und Bewertung (Schmerzen übrigens ebenfalls). Je mehr Aufmerksamkeit man seinen Beschwerden widmet, umso präsenter werden sie. Das ist eine Tatsache. Damit sagen wir allerdings keineswegs, dass die Symptomatik eingebildet ist. Sie kann sich aber verstärken und uns dann noch mehr belasten.

Der gut gemeinte und oft gegebene Rat, nicht dran zu denken, hilft dagegen nicht. Denn solange Betroffene nicht wissen, was sie haben und was man dagegen tun kann, fixieren sie sich auf das Problem. Das ist nur normal. Schließlich sind die Funktionen des Halses lebensnotwendig (Atmen und Schlucken), und das bedeutet, dass Funktionsstörungen als vitale Bedrohung angesehen werden.

Es ist ein Zeichen von Gesundheit, über ein vitales Problem nachzudenken, statt sich davon abzulenken. Je besser man Beschwerden versteht, umso weniger bedrohlich sind sie. Gleichzeitig erlaubt diese Einordnung auch, die Ursachen anzugehen. Das bringt einen aus der Hilflosigkeit. Psychologen nennen das »Selbstwirksamkeitsüberzeugung«.

Wenn Sie Ihr Problem verstanden haben, beginnen Sie, etwas zu tun. Machen Sie die hier vorgeschlagenen Übungen. Nachdem Sie zwei Wochen lang geübt haben, werden Sie wahrscheinlich merken, dass beispielsweise Ihr Kehlkopf und Ihr Hals lockerer geworden sind und Ihr Zustand sich verbessert hat.

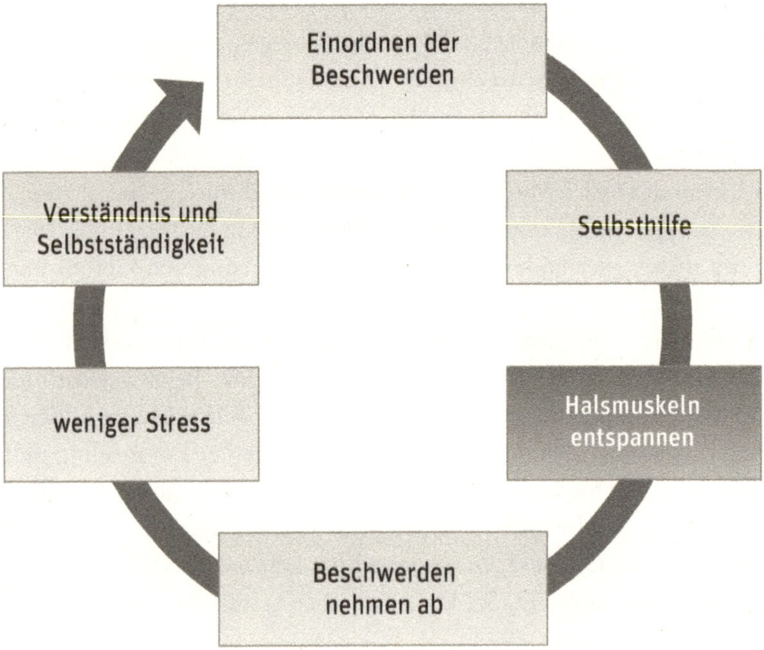

Durch die Übungen lenken Sie außerdem Ihre Aufmerksamkeit auf Ihre Bewegungen, auf Ihre Entspannung. Das ist der beste Rat, den wir Ihnen geben können, um nicht ständig dran zu denken.
Die seelische Belastung wird geringer, wenn Sie Ihre Beschwerden verstanden haben und anfangen, etwas dagegen zu tun.

Ein Blick in den Hals

Kurz gesagt, haben wir einen Hals, damit wir den Kopf in alle Richtungen bewegen und schlucken, sprechen und atmen können.
Früher haben wir die Savanne überblickt auf der Suche nach Nahrung und aus Vorsicht vor Feinden, dafür brauchten wir einen sehr beweglichen Hals. Die Halswirbelsäule ist dann auch der flexibelste Teil unserer gesamten Wirbelsäule. Sieben Wirbel, etliche Gelenke und Bandscheiben sowie die Muskulatur ermöglichen das. Hätten Sie keinen Hals, könnten Sie jetzt nicht nach unten schauen, um diese Zeilen zu lesen …
Dass wir Muskeln *am* Hals haben, weiß jeder, und gespürt haben es die meisten auch schon, nämlich, wenn der Nacken verspannt war. Aber Muskeln *im* Hals? Ja, und zwar gar nicht wenige. Die einen liegen vor und seitlich der Wirbelsäule und werden zum Bewegen derselben gebraucht, die anderen sind kleiner, liegen vorn ober- und unterhalb des Kehlkopfs und darin; und wir brauchen sie zum Schlucken, Atmen und Sprechen.
Wie Sie in diesem Querschnitt sehen, besteht der Hals überwiegend aus Muskulatur. Zwischen den Muskeln liegen eingebettet die Organe: Luftröhre, Schilddrüse, Speiseröhre. Wäre der Querschnitt weiter oben Richtung Kopf angesiedelt, würde man den Kehlkopf statt der Luftröhre sehen. Wir lernen ihn später auch noch kennen.
Erkennen Sie die weißen Stränge, die alles durchziehen? Es sind die Bindegewebe und Faszien des Halses. Sie umhüllen den ganzen Hals direkt unter der Haut ringsum in einer dünnen Schicht und verbinden innen die Muskeln und Organe miteinander. Sie sehen auch, wie Nerven und Blutgefäße darin eingebunden sind.
Die Luftröhre liegt vor der Speiseröhre. Sie hat, so sieht es aus, einen

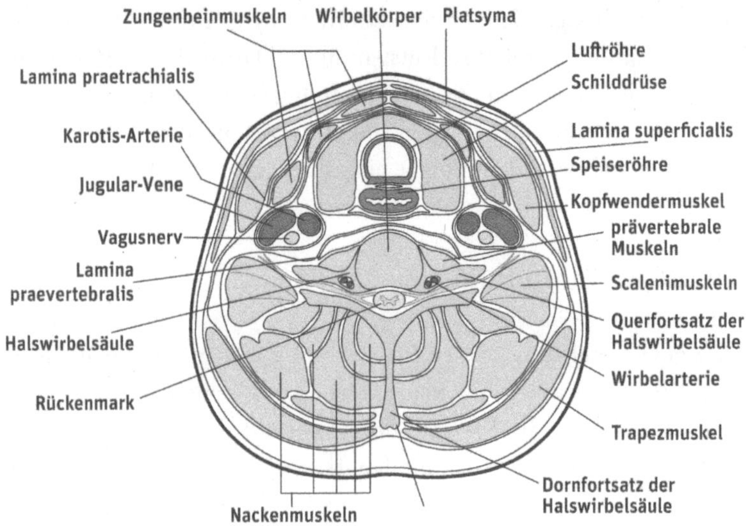

Abbildung 1: Querschnitt des Halses

größeren Durchmesser als die Speiseröhre. Das liegt daran, dass sie aus lauter aneinandergereihten Knorpelspangen besteht, die fest genug sind, sie offen zu halten, damit immer genug Luft hindurchgelangen kann. Die Speiseröhre dahinter ist ein flexibler Muskelschlauch, der sich nur beim Schlucken ausweiten muss, sodass wir auch einen großen Bissen hinunter zum Magen bringen können. Bekanntlich plumpst das Essen nicht einfach vom Mund dorthin, es erfordert eine Menge an koordinierter Bewegung der Halsmuskulatur und der Abstimmung zwischen Mund- sowie Zungenmuskeln, Rachen und Kehlkopf und der Speiseröhre, damit es dort ankommt.

Wie Sie sehen, gibt es im Hals keine Platzverschwendung. Alles ist nah beieinander, und eine gewisse Weichheit der Gewebe ist notwendig, damit es hier rutscht und flutscht. Wenn Sie zum Beispiel ein großes Stück harten Apfel abgebissen haben, muss Ihre Speiseröhre sich so weiten können, dass das Apfelstück hinuntergleiten kann und Sie trotzdem noch Luft bekommen.

Halsbeschwerden

Eine ganze Anzahl funktioneller Beschwerden im vorderen Hals können durch Verspannungen verursacht werden:

- Missempfindungen wie der Kloß im Hals und andere,
- Stimmstörungen,
- Schluckstörungen,
- Atemstörungen und
- chronische Schmerzen im Hals.

Die meisten Patienten und Patientinnen haben Missempfindungen plus Funktionsstörungen. Das kann ineinander übergehen. Man kann zwar schlucken und sprechen, aber es fühlt sich anstrengend an, krampfig eben.

Missempfindungen im Hals

Bei Missempfindungen handelt es sich um störende Wahrnehmungen, die zwar kein richtiger Schmerz sind, aber genauso belastend sein können. Neben dem Kloß gibt es weitere:

- Engegefühl: als sei es ganz eng im Hals und es passe nichts hinein,
- Druckgefühl: als werde Druck auf die Luftröhre ausgeübt,
- Gefühl, als läge ein zu enger Schal um den Hals oder ein Strick,
- als stecke etwas im Hals und sitze fest,
- als sei der Hals ständig verschleimt,
- als bekäme man keine Luft,
- als könne man nicht mehr schlucken,
- als wäre das Sprechen sehr anstrengend.
- Das Singen ist mühsam, manchmal versagt die Stimme oder wird rau und kratzig.
- Man spürt einen ständigen Hustenreiz,
- Übelkeit und
- hat das Gefühl, sich fast ständig räuspern zu müssen.

- Es besteht eine Überempfindlichkeit am Hals gegen Kälte, Krägen und so weiter sowie
- ein Gefühl von Taubheit der Haut am Hals.

Oft führen die Verspannungen auch zu Störungen der Funktionen Schlucken, Sprechen, Atmen. Auch chronische Halsschmerzen können von verspannten Geweben herrühren.
Bei verspannten Halsmuskeln sind all diese Empfindungen und funktionellen Störungen richtig und erklärbar: Die verhärteten Muskeln und Faszien erzeugen Druck und Enge im Hals und erschweren tatsächlich die Halsbewegungen wie das Sprechen, Schlucken und Atmen.

Kloß im Hals – Globusgefühl

Von allen Missempfindungen ist der Kloß im Hals, auch »Globusgefühl« oder »-syndrom« genannt, wohl diejenige, mit der die meisten Patientinnen und Patienten in der Praxis erscheinen. Ein ständiges und starkes Globusgefühl kann den stabilsten Menschen so beeinträchtigen, dass er fast an nichts anderes mehr denkt, und ist oft mit Funktionsstörungen beim Sprechen, Atmen und Schlucken gekoppelt. Das drückt auf die Stimmung wie bei Kristina.

Kristina

Kristina, eine Frau in ihren Dreißigern, ist von Beruf selbstständige Nageldesignerin. Seit einiger Zeit leidet sie unter einem Druckgefühl im Hals, »wie ein Kloß, der einfach nicht weggeht«. Ihr Hausarzt schickt sie deswegen zwecks Untersuchung zum Hals-Nasen-Ohren-Arzt. Die Diagnostik dort bleibt ohne Befund. Der HNO-Arzt findet nichts, was das Druckgefühl erklären könnte, und schickt sie zurück zum Hausarzt. Dieser wiederum überweist sie zum Psychiater, der ihr ein Antidepressivum verschreibt. Sie kann dadurch besser schlafen, aber das Kloßgefühl bessert sich nicht, außerdem fühlt sie sich »nicht mehr wie sie selbst« und hat Angst, »tablettenabhängig« zu werden.

Im Beruf macht sie weiter, so gut es eben geht, und versucht, sich nichts anmerken zu lassen. Sie spricht mit niemandem über das Kloßgefühl, denn auf dem Land, wo sie lebt und arbeitet, wird viel geredet; und sie möchte nicht als »gestört« gelten. Das kostet viel Energie, deshalb zieht sie sich von Aktivitäten und sozialen Kontakten weitgehend zurück. Am Abend ist sie immer sehr müde und schafft es kaum, das Nötigste zu erledigen.
Ihr Mann steht ihr bei, und die beiden erscheinen zusammen in der Sprechstunde. In der Anamnese zeigt sich, dass neben dem Kloßgefühl auch ein Druckgefühl auf der Brust besteht, »als würde mir jemand die Luft abdrücken«, und seit Langem hat sie bereits Nackenschmerzen, die sich durch die Arbeit verstärken. Kristina nahm durch das Medikament und ihre Abende auf dem Sofa 10 Kilo zu. Sport macht sie schon ewig nicht mehr.

Der HNO-Arzt untersucht beim Globusgefühl den Rachen, die Nase und den Kehlkopf, und manchmal finden sich dort Hinweise auf eine Entzündung durch einen Reflux. Ein Reflux bedeutet, dass aggressive Magensäure in der Speiseröhre aufsteigt und die scharfe Säure dann die Schleimhaut im Hals reizt. Das kann der Arzt oder die Ärztin erkennen bei der Untersuchung. In diesem Fall wird ein Säureblocker für den Magen verordnet. Ist die Magensäure der Grund für das Globusgefühl, wirkt der Säureblocker. Sind es Verspannungen, nutzt er nichts.
Einigen Betroffenen hilft es, zu essen und zu trinken. Durch das Schlucken kommt dann Bewegung in die Muskeln. Das ist wie Gymnastik, und der Tonus normalisiert sich wieder, wenn man Glück hat. Falls die Verkrampfung massiv ist, kann das Schlucken auch schwierig sein. Es ist dann keine »hilfreiche Gymnastik«, sondern eine Herausforderung. Ungefähr so, als hätten Sie im Rücken einen Hexenschuss und versuchten, damit tanzen zu gehen.

WISSENSBOX

Kehlkopf und Halsmuskeln vorn

Der Kehlkopf befindet sich etwa in der Mitte des Halses. Er ist beim Mann als Adamsapfel zu erkennen. Man kann ihn sich wie ein kurzes Rohr vorstellen, das oben auf der Luftröhre aufsitzt, mit einem Deckelchen, das sich öffnet und schließt. Seine Wände bestehen aus Knorpel, der ihn elastisch und doch stabil macht. Außerdem besitzt er innen und außen eine Reihe von Muskeln und Bindegewebe und ist mit Schleimhaut ausgekleidet.

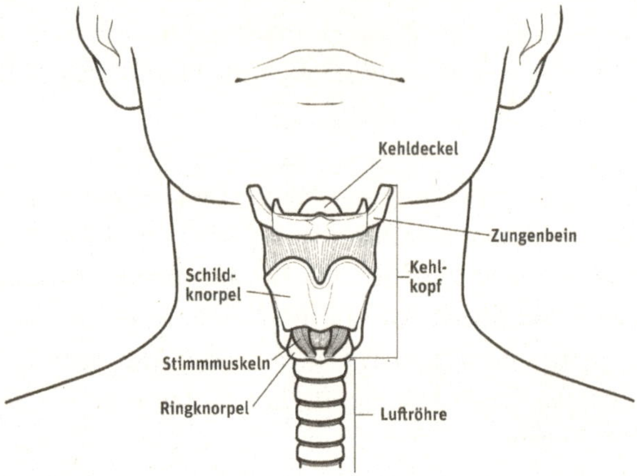

Abbildung 2: Der Kehlkopf von vorn

Der Kehlkopf hat zwei Funktionen: Er ist die Eingangspforte für die Luftröhre und bildet die Stimme. Ab hier trennen sich nämlich die Wege von Nahrung und Atemluft. Der Kehlkopf sorgt dafür, dass alles dort hinkommt, wo es hinsoll, schließlich wollen wir die Luft in die Lunge befördern und die Nahrung in den Magen und keinesfalls umgekehrt.
Damit sich Kehlkopf und Hals bewegen können, haben wir wie gesagt einige Muskeln. Hier sieht man, wie sie an der Vorderseite des Halses unter dem Kinn und vor dem Kehlkopf liegen.

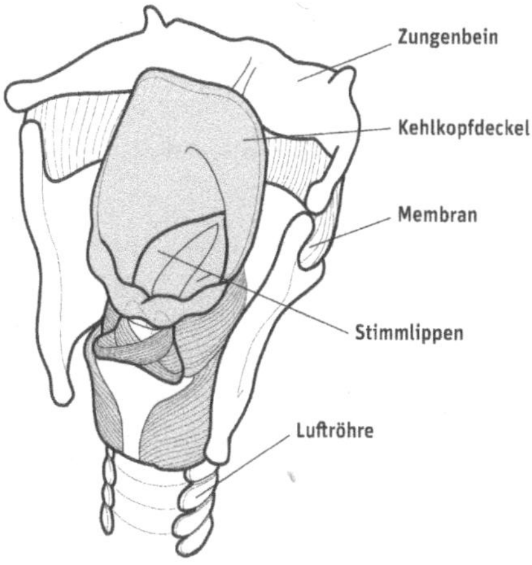

Abbildung 3: Der Kehlkopf von hinten

Wir sehen, wie das Kinn über Muskeln mit dem Zungenbein verbunden ist und wie von dort aus Muskelstränge zum Kehlkopf und zum Brustkorb ziehen. Sogar eine Verbindung zum Schädel und zum Schulterblatt besteht.

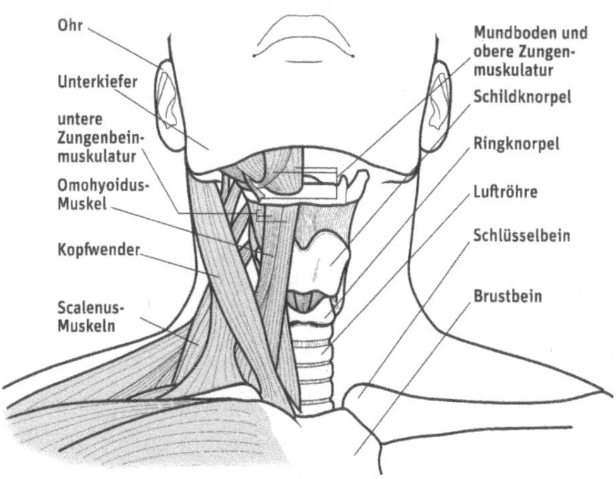

Abbildung 4: Die Halsmuskulatur von vorn

Neben den auf der Abbildung erkennbaren Muskeln gibt es noch drei Halsfaszien, das sind Schichten von Bindegewebe, das Muskeln, Nerven und Gefäße umhüllt und beim Spannen und Bewegen hilft, sowie mehrere Ligamente, also Bänder, die ebenfalls Strukturen miteinander verbinden.

Mit den Muskeln oberhalb des Zungenbeins können wir aktiv den Kiefer öffnen, die Zunge bewegen und den Kehlkopf nach oben ziehen. Sie verlaufen vom Zungenbein aus zum Mundboden, zum Schädel und zum Kinn. Es gibt außerdem eine Verbindung zum Rachen, zu weiteren Zungenmuskeln und Schlundschnürern.

Das Zungenbein ist über einen Muskel und ein breites Band mit dem Kehlkopf verbunden. Heben wir das Zungenbein an, heben sich Kehlkopf und Luftröhre mit an.

Der Kehlkopf muss sich auch nach unten bewegen können, deswegen haben wir auch Muskeln unterhalb, die diese Bewegung ausführen. Sie enden an der Halsgrube, nämlich am oberen Ende des Brustbeins und dem Anfang der Schlüsselbeine.

Die Muskeln und Faszien haben ziemlich unaussprechliche Namen mit vielen Ypsilons wie »Musculus omohyoideus« oder »sternothyroideus«, »thyrohyoideus«, »styloglossus« und so weiter. Das müssen Sie nicht wissen und sich erst recht nicht merken. All diese Strukturen regeln die Lagebeziehungen zwischen Rachen, Zunge, Kehlkopf und Luftröhre (sowie zu Strukturen weiter weg wie dem Brustkorb, dem Schädel und dem Kinn) und arbeiten zusammen, um schlucken, atmen, sprechen sowie kauen zu können.

Ein wichtiger Faktor bei der Entstehung des Globusgefühls ist die Überlastung der Halsmuskeln durch einen Kopf, der ständig in einer Fehlhaltung verharrt, wodurch die Halsmuskeln ringsum überlastet werden. Das war auch bei Kristina so: Am und im Hals waren fast alle Muskeln hart und unbeweglich. Kein Wunder also, dass der Kehlkopf ganz festsaß und dies seine Funktionen beeinträchtigte. Als Nageldesignerin musste sie immer nach unten schauen, und sie machte bei der Arbeit einen stark gerundeten Rücken.

Jetzt überprüfen Sie, wie Sie atmen können und wie Ihr Hals sich anfühlt, wenn Sie sich ganz krumm machen und extrem nach unten

schauen. Nehmen Sie wahr, wie vorn alles zusammengedrückt wird? Eine Enge entsteht und das Schlucken schwieriger wird?
Durch die vorgebeugte Haltung werden die Organe, Gewebe und Muskeln im Hals und der Brust zusammengequetscht. Deswegen ist es beim Globusgefühl wichtig, etwas für die Aufrichtung von Oberkörper und Kopf zu tun. Kristina sagte, sie wäre niemals auf die Idee gekommen, dass ihre Beschwerden etwas mit ihrer Körperhaltung zu tun haben könnten.

Was hilft beim Globusgefühl?

- Fangen Sie an mit den Übungen des Basis-Programms (siehe Teil II und »Übungen und Indikationen« im Anhang). Es hilft, Ihre Aufrichtung und Atmung zu verbessern.
- Ergänzen Sie die Basis-Übungen um das Extra »Freier Hals«.
- Als Akut-Übung eignen sich die Übungen »Doppelkinn« und »Brummen«. Dazu die »Atementspannung«. Diese Übungen lockern den Hals seitlich und senken den Gesamttonus im Körper.
- Beginnen Sie damit, Ihren Arbeitsplatz und Ihre Gewohnheiten unter die Lupe zu nehmen, und ändern Sie, was möglich ist (siehe den Abschnitt »Locker durch den Tag …« auf S. 93).
- Vermeiden Sie lange Sitzpositionen, bei denen Sie extrem mit Oberkörper und Kopf nach vorn gebeugt sind. Wenn Sie nun mal nach unten schauen müssen, um Ihren Job zu machen, sorgen Sie für Ausgleich, indem Sie den Kopf immer wieder heben und drehen, und durch die genannten Übungen.
- Machen Sie bei langen Fahrten, PC-Sitzungen, Meetings immer wieder kurze Bewegungspausen. Einige unserer Übungen kann man zwischendurch im Sitzen durchführen.
- Brummen, summen und singen Sie, wann immer Sie Gelegenheit haben; das befreit den Kehlkopf.
- Achten Sie darauf, dass Sie in der Freizeit Dinge machen, die Ihre Arbeitshaltung ausgleichen, bei Kristina zum Beispiel wären Yoga, Tanzen, Spaziergänge oder Joggen ein guter Ausgleich. Radfahren wäre dagegen nur dann in Ordnung, wenn sie aufrecht sitzend auf

einem Hollandrad herumkurvte, während Rennradfahren Hals- und Nackenbeschwerden verstärken kann.

- Sprechen Sie mit Ihrem HNO-Arzt darüber, ob eine logopädische Therapie eine sinnvolle Unterstützung sein könnte.
- Parallel dazu können Sie mit einer einfachen Rollmassage am Hals beginnen, und zwar dort, wo Sie die Missempfindung spüren. Sie können zusätzlich lernen, Muskeln am Hals vorn selbst zu behandeln (siehe Teil II).

Enge- und Globusgefühl nach Schilddrüsenoperation

Seltener als durch Gewohnheiten und Beruf entsteht ein Globusgefühl nach einer Schilddrüsenoperation, wie die Geschichte von Beate zeigt.

Beate

Nach einer Schilddrüsen-OP entstehen bei Beate, einer Patientin von 35 Jahren, Engegefühl im Hals und starke Stimmstörungen bis zur sogenannten Flüsterstimme. Letztere kann ausgelöst werden, wenn der Stimmnerv verletzt wird, was eine gefürchtete Komplikation bei diesem Eingriff ist. Die HNO-Ärztin stellt jedoch fest, dass Beates Stimmnerv unversehrt ist, und empfiehlt Logopädie.

Die Logopädin macht Stimmtraining mit ihr und weist sie darauf hin, dass sie »paradox« atmet, also beim Einatmen den Bauch einzieht und beim Ausatmen herausdrückt statt umgekehrt (im Kapitel »Atmung und Atemstörungen«). Beate weiß nicht, ob sie das vorher auch schon so gemacht hat. Es gelingt jedoch mithilfe von Übungen zu Hause und in der Praxis, die Atmung zu korrigieren, und die Stimmstörungen verbessern sich merklich. Die Flüsterstimme verschwindet ganz, und das Sprechen normalisiert sich zunehmend, das Globusgefühl bleibt jedoch bestehen. Durch die Endokrinologin erfolgt dann eine Behandlung mit Selen, was eine geringfügige Besserung ergibt.

Nach der Massage des Bindegewebes am ganzen Hals und der Narben verbessert sich das Engegefühl deutlich und verschwindet schließlich

nach mehreren Sitzungen und dem täglichen Üben vollständig. Beate sagt, sie habe das Gefühl, der Hals gehöre jetzt wieder mehr zu ihr, vorher habe er sich »fremd angefühlt«. Die Stimme – schon durch die Logopädie erheblich gebessert – gewinnt noch mal an Kraft und Farbe. Beate hatte nach der Operation ihren Sport vollkommen aufgegeben, sie beginnt während der Behandlung wieder zu laufen und erlebt, wie stark ihre Lebensqualität und ihr Wohlgefühl sich durch Bewegung steigern.
Bei Beate war das Globusgefühl durch angespanntes Narbengewebe entstanden. Ihre Geschichte zeigt, wie hilfreich Logopädie und die Beachtung der Atemfunktion bei Stimm- und Halsproblemen ist. Sie zeigt auch, dass neben Übungen eine manuelle Behandlung ein wichtiger Faktor zur Gesundung sein kann.

Man kann das Bindegewebe im Bereich zwischen den Fingern hin und her rollen. Wenn Sie damit selbst überfordert sind, bitten Sie einen Menschen Ihres Vertrauens darum, oder kontaktieren Sie einen Pohltherapeuten oder eine Pohltherapeutin (siehe den »Ausblick« am Ende des Buchs). Diese haben eine dreijährige Ausbildung und kennen sich mit der Bindegewebsbehandlung sehr gut aus.

Ständiges Räuspern

Gemeinsam mit dem Globusgefühl tritt oft der Drang auf, sich mehr oder weniger ständig zu räuspern. Das stört einen selbst und die Zeitgenossen. Das Räuspern wird von denjenigen, die es tun, selbst oft gar nicht bewusst wahrgenommen.
Räusperzwang kann die gleichen Ursachen wie der Kloß im Hals haben: verspannte Halsmuskeln durch falsche Haltung oder Stress und eine eingeschränkte Bauchatmung.

Gertrud

Gertrud, eine amerikanische Yoga-Lehrerin mittleren Alters, kommt aufgrund von Verspannungen im Rücken und dem Gefühl, sich ständig räuspern zu müssen. Seit der Corona-Pandemie gibt sie nur noch

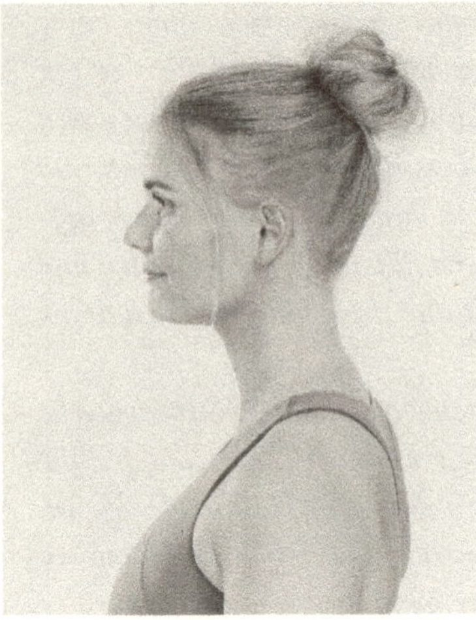

Abbildung 5: Hals normal

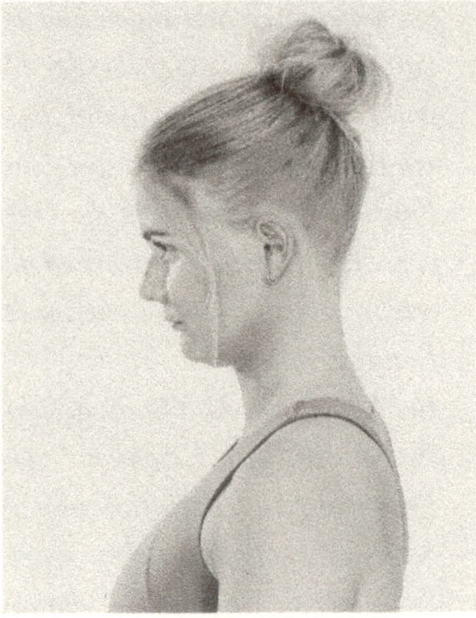

Abbildung 6: Hals übergerade

Online-Kurse; und wenn sie sich die Aufnahmen anhört, hat sie den Eindruck, sie räuspere sich alle paar Sekunden. Eine Freundin hatte ihr unsere Praxis empfohlen, nachdem der Besuch beim HNO-Arzt ohne Ergebnis geblieben war.

Als Yoga-Lehrerin legt Gertrud Wert darauf, aufrecht und gerade zu stehen. Betrachtet man sie von der Seite, sieht man, dass ihr Becken etwas nach vorn gekippt ist und der Rücken ein Hohlkreuz hat. Der Hals ist auffallend gerade und hat nicht seine natürliche leichte Beugung. Dies erreicht Gertrud dadurch, dass sie ständig die kleinen Muskeln anspannt, die vor ihrer Halswirbelsäule liegen (prävertebrale Muskeln).

Gertrud half es, dass wir ihr Fotos zeigten. So konnte sie an sich selbst erkennen, wie sie ihren Hals übergerade hielt, vor allem im Vergleich zu Abbildungen von Menschen, die den Hals anders halten. Das galt auch für Gertruds Rücken, den sie immer sehr durchgedrückt hatte und der davon wehtat.

Nicht nur der übergerade Hals mit angespannten Halsmuskeln sorgt für die Enge im Hals: Genau wie beim Globusgefühl ist auch eine behinderte Bauchatmung Grund für Verspannungen im Hals und kann so den Drang auslösen, sich zu räuspern oder zu husten.

Chronischer Hustenreiz

Nicht nur eine Corona-Infektion, sondern alle »normalen« Erkältungen und grippalen Infekte können einen chronischen Reizhusten auslösen. Meistens kommt er aus dem Bindegewebe. Er kann in unterschiedlichen Regionen wahrgenommen werden: Manchmal sitzt er auch weiter oben am Hals oder weiter unten im Bereich der Brustmuskulatur. Sind die Beschwerden noch »frisch« wie bei Nicole, reichen oft eine oder zwei Behandlungen aus, um die Verklebungen zu lösen. Dauern sie länger an, müssen die Betroffenen mehr Geduld aufbringen.

Nicole

Nicole (40) ist eigentlich eine Beckenbodenpatientin. Sie musste einen Termin absagen, weil die ganze Familie eine Corona-Infektion hatte. Als sie danach wieder in der Praxis erscheint, hüstelt sie häufig und sagt, es gehe ihr ja wieder so weit gut, nur dieser Hustenreiz sei noch da und wolle einfach nicht richtig verschwinden.
Ich frage sie, wo genau sie das spürt, und sie zeigt den Hals ganz unten direkt über dem Brustbein in der Grube. Durch die Behandlung des Bindegewebes der Unterhaut dort vergeht der Hustenreiz, wie sie mir zwei Tage später schreibt.

Selbstredend muss die Ursache für anhaltendes Husten und Räuspern fachärztlich abgeklärt werden. Auch Erkrankungen wie ein Reflux (also das Aufsteigen von Magensäure) kann eine Schleimhautreizung bewirken. Haben Sie chronisch entzündete Nebenhöhlen, mag auch das einen ständigen Fluss in den Rachen auslösen, der zum Räuspern oder Husten reizt.
Sind diese Ursachen ausgeschlossen, sollten Muskeln und Bindegewebe als Verursacher in Betracht gezogen werden, denn ein ständig angespannter Hals kann ebenfalls einen Räusperzwang oder einen sogenannten Reizhusten verursachen.
Ein chronischer Husten ohne Lungenbefund kann auch nach einem Infekt entstehen, sei es eine Erkältung, eine Corona-Infektion oder eine Bronchitis anderer Ursache. Es kann ebenfalls sein, dass sich Mus-

keln und Bindegewebe zusammengezogen haben als Reaktion auf den »ursprünglichen Husten«. Das kommt häufiger vor, als man denkt.

Chronische Verschleimung im Hals

Manche Patienten und Patientinnen, die sich oft räuspern und viel husten, haben zwar das Gefühl, verschleimt zu sein, tatsächlich ist da nichts – außer einer Verspannung. Dann bringen Räuspern und Husten natürlich nichts. Andere haben wirklich viel Schleim im Hals, den sie loswerden müssen, ohne dass dafür ein medizinisch feststellbarer Grund vorliegt.

WISSENSBOX

Räuspern und Husten – Großreinemachen der Atemwege

Räuspern und Husten sind Reflexe, die unsere Atemwege frei machen, damit Dinge hinausbefördert werden, die dort nicht hingehören, zum Beispiel ein Kuchenkrümel, der in den »falschen Hals« geraten ist.

Krümel sind im Vergleich zu Minipartikeln wie Staub, Pollen oder Keimen, mit denen wir täglich in Berührung kommen, natürlich richtige Brocken. Gegen die kleinen Partikel und krank machende Keime hat der Körper auch eine Säuberungsmethode. Unsere Atemwege sind nämlich mit einem selbstreinigenden System ausgestattet, dem Flimmerepithel, Millionen winziger Härchen sitzen dicht an dicht auf Ihrer Schleimhaut. Sie bewegen sich nach außen wie Grashalme im Wind und transportieren dabei Pollen, Staub, Keime und Schleim hinaus. Sonst würden unsere Atemwege auf die Dauer verschmutzen und sich viel öfter entzünden.

Schleim wird also gebildet, um alles sauber zu halten, sozusagen wie Putzwasser. Tatsächlich besteht er hauptsächlich aus Wasser plus Schleimstoffen und weißen Blutkörperchen für die Abwehr von Keimen. Normalerweise merken wir von diesem Reinigungsprozess gar nichts.

Das ist anders bei einer Erkältung: Die Invasion von Schnupfenviren erzeugt eine Abwehrreaktion in der Schleimhaut: Sie produziert mehr Schleim und schwillt dabei an. Wenn die Flimmerhärchen es nicht mehr packen, das alles nach außen zu schaffen, husten wir. Das nennt man dann einen »produktiven Husten«. Ob der Schleim heruntergeschluckt wird (und dann im Magen landet) oder ausgespuckt, ist nicht so wichtig, denn die Magensäure sorgt dafür, dass die Keime im Körper keinen Schaden anrichten. Wird der Schleim in der Nase produziert, schnäuzen wir uns, um ihn loszuwerden.

Räuspern und Husten bei Infekten und Fremdkörpern sind also der Reinigungsservice für die Atemwege und vergehen wieder, wenn der Krümel hinausbefördert oder die Entzündung abgeklungen ist.

Beim Räuspern und Husten stoßen wir auf einmal Luft aus, beim Husten kommt sie aus der Lunge und wird mithilfe der Bauchpresse nach oben ausgestoßen. Beim Räuspern ist die Lunge nicht beteiligt, der Bauch und die Flanken werden angespannt und die Stimmritze im Kehlkopf verengt, damit entsteht ein stärkerer Luftstrom, der Druck erhöht sich, und der Strahl kommt kräftig heraus.

Was hilft bei Räuspern, Reizhusten und Verschleimung?

- Beginnen Sie mit dem Basis-Programm. Dazu kombinieren Sie das Extra »Freier Hals« (siehe Teil II). Die Übungen sind effektiv und einfach. Sie werden vermutlich recht schnell eine Erleichterung Ihrer Beschwerden damit erreichen, denn die Bewegungen verbessern Ihre Aufrichtung und Kopfhaltung und entspannen Hals und Kehlkopf.
- Reichen die Übungen nicht aus, können Sie die Selbstmassagen anwenden (siehe Teil II).
- Achten Sie im Alltag darauf, wie Sie arbeiten und sitzen (s. S. 93 »Locker durch den Tag: Tipps für das Sitzen und die Arbeit am PC«).
- Wenn kein Schleim da ist, bringt das Räuspern nichts, im Gegenteil. Es reizt die Schleimhäute im Rachen noch mehr, sodass sich gerade dadurch Schleim bildet und man sich noch mehr räuspern muss. Besser ist es, zu schlucken und, wenn möglich, einfach weiterzusprechen, ein bisschen zu summen, weil es den Kehlkopf lockert, den Bauch locker zu machen und einen kleinen Schluck zu trinken.

- Hilft das noch nicht, machen Sie die Übung »Atemhauch« (sie hilft vielen auch im Akutfall und kann überall dezent ausgeführt werden).
- Trinken wir immer zu wenig, kann der Schleim eindicken, sodass er schlechter ablaufen kann. Das führt ebenfalls zu Räuspern und Husten.
- Wasser oder warmer Tee helfen, Festsitzendes zu verflüssigen. Etwas zu lutschen, kann auch helfen, aber bitte nichts Scharfes: Es reizt die Schleimhaut noch mehr. Also lieber Kräuter- als Eukalyptusbonbons.
- Kaffee, Cola und Milch sorgen auch für mehr Schleim im Hals. Deswegen sollten Sie mit einer kleinen Portion Wasser nachspülen.
- Schleim kann besser ablaufen, wenn Sie die Übung »Neigen und drehen« machen oder die Schultern kreisen lassen.

Übelkeit im Hals

Normalerweise empfindet man Übelkeit im Bereich des Magens, wenn man einen Magen-Darm-Infekt oder etwas Verkehrtes gegessen hat und so weiter. Manche unserer Patienten klagen auch über eine Übelkeit, die sie vorn im Hals spüren.

Aisha

Aisha, 24 Jahre alt, kommt aufgrund einer chronischen Übelkeit in die Praxis. Sie ist Medizinstudentin und lernt sehr viel. Fachärztlich wurde bereits allerhand abgeklärt und ergab keinen Befund. Sie ist ziemlich tough und hart im Nehmen. Die Übelkeit setzt ihr jedoch sehr zu, und nun hat sie Angst, ihr Studium nicht zu schaffen. Verunsichert, weil niemand etwas findet, fragt sie sich, ob ihre Übelkeit vielleicht auch psychisch bedingt sein kann. Schließlich hat sie viel Stress, hilft den Eltern neben dem Studium im Geschäft und kümmert sich um ein behindertes Geschwisterkind.

Sie hat 12 Kilo abgenommen, und viele halten sie für magersüchtig, auch wenn sie weiß, dass das nicht stimmen kann. Denn sie will ja essen. Die Übelkeit kommt und geht, unabhängig von dem, was sie isst.

Aisha hat beim Lernen eine ungünstige Position: Sie sitzt auf dem Boden oder dem Bett und lernt mit dem Laptop, was bedeutet, dass sie den Kopf vorschiebt und den Oberkörper nach vorn beugt. Dadurch entstanden massive Verspannungen in Muskulatur und Bindegewebe am Hals vorn, den seitlichen Halsmuskeln und der Bauchdecke. Sie haben die Übelkeit ausgelöst.

Kältegefühle und Überempfindlichkeit

Manche Patientinnen und Patienten sind am Hals extrem kälteempfindlich und laufen, auch wenn es nicht Winter ist, am liebsten mit einem Tuch oder Schal herum.

Ingrid

Ingrid zum Beispiel, die 64 Jahre alt ist. Sie kommt eigentlich wegen Nackenbeschwerden. Obwohl es ein richtig warmer Sommertag ist, trägt sie ein Halstuch. Sie nimmt es ungern ab und versichert sich, dass wir keine Klimaanlage in der Praxis haben. Wie die meisten Menschen in unserem Kulturkreis schiebt Ingrid den Kopf nach vorn. Sie hat einen Schreibtischjob und schaut als Buchhalterin mehr oder weniger den ganzen Tag auf den Bildschirm.

Andere sind am Hals so empfindlich, dass sie sogar Textilien dort nicht ertragen können, schon gar keine Hemdkragen, Rollkragenpullover oder Schals. Das ist nichts Psychisches, sondern eine Folge von chronischer Anspannung.
Übelkeit und Überempfindlichkeit im Hals entstehen meist durch Verspannungen der dortigen Bindegewebe. Manchmal muss man auch die Muskulatur vorn im Hals oder ringsum behandeln.

Was hilft bei Übelkeit und Überempfindlichkeit am Hals?

- Bei Überempfindlichkeit am Hals – gleich, ob gegen Kälte oder Berührung – ist es erst einmal eine gute Idee, das Bindewebe am Hals zu lockern. Wie das geht, können Sie auf S. 145 »Das Bindegewebe am Hals massieren« in Teil II nachlesen. Das kann am Anfang Überwindung kosten, hilft aber meistens schon sehr. Vor allem die Massage der Haut zwischen Daumen und Zeigefinger bringt viel, auch wenn es sich wie Zwicken anfühlt. Wenn die Überempfindlichkeit nach einem Infekt oder einer Operation auftrat, ist die daraus folgende Bindegewebsverspannung mit ziemlicher Sicherheit die Ursache der Beschwerden.
- Die unter dem Bindegewebe liegenden Muskeln können dann mit dem Übungsprogramm für den lockeren Hals trainiert werden, sodass sich alles lockert und die Kopfposition verbessert (siehe das Extra »Freier Hals« in Teil II).
- Wie bei allen Halsproblemen können Sie anfangen, Ihre Kopfhaltung zu beobachten, und darauf achten, den vorgeschobenen und den gebeugten Kopf auszugleichen. Dabei helfen die Übungen des Basis-Programms für die Aufrichtung, insbesondere »Doppelkinn« und »Beugen und drehen«, letztere Übung hilft auch den seitlichen Halsmuskeln.
- Sitzt die Übelkeit direkt unter dem Kinn, sind es oft die Muskeln am Mundboden, die in Dauerkontraktion geraten sind. Diese können durch die »Zungenübung« gelockert werden und durch eine Massage des Mundbodens mit den Daumen (s. S. 149 Abb. 63: »Den Mundboden massieren«).
- Manche haben die »spannende Gewohnheit«, die Zunge mehr oder weniger ständig an den hinteren Gaumen zu drücken. Das erzeugt Dauerspannung im oberen Hals und dem Mundboden.
- Wenn Sie von sich wissen, dass Sie öfter die Zähne zusammenbeißen oder knirschen, machen Sie die Übung »Löwe« (sie entspannt die Kaumuskeln und hilft dem Mundboden).
- Achten Sie im Sitzen auch darauf, nicht das Kinn mit der Hand zu stützen; Sie können sonst Dauerspannung im Kiefer und Mundboden erzeugen.

Bindegewebe (Faszien) und vegetative Störungen

Das vegetative Nervensystem ist ein Teil des peripheren Nervensystems, das die inneren Organe, Blutgefäße und Drüsen steuert. Es reguliert lebenswichtige Funktionen wie Herzschlag, Atmung, Verdauung und Stoffwechsel. Es besteht aus zwei Hauptkomponenten: dem sympathischen und dem parasympathischen Nervensystem. Das sympathische Nervensystem ist für die Aktivierung und Mobilisierung des Körpers in Stresssituationen *(fight or flight)* verantwortlich, während das parasympathische für Entspannung und Erholung *(rest and digest)* sorgt.

Es gibt eine enge Wechselwirkung zwischen den Faszien und dem vegetativen Nervensystem. Faszien enthalten viele Nervenendungen, einschließlich sensorischer und autonomer Nervenfasern. Diese können Informationen über Spannungszustände, Druck, Schmerz und Temperatur an das Nervensystem übertragen. Umgekehrt kann das vegetative Nervensystem die Spannungszustände der Faszien beeinflussen. Stress, Angstzustände oder andere emotionale Zustände können zu einer erhöhten Muskelspannung und Veränderungen im Fasziengewebe führen.

WISSENSBOX

Faszien und Bindegewebe

Die Begriffe »Faszien« und »Bindegewebe« sind – genau betrachtet – nicht deckungsgleich, haben sich jedoch als Synonyme etabliert, sodass wir sie hier auch gleichbedeutend benutzen wollen. Das Bindegewebe hat vielfältige und komplexe Funktionen:

- **Unterstützung der Struktur:** Das Bindegewebe hält Organe, Muskeln, Sehnen und andere Gewebe zusammen. Es hüllt Blutgefäße, Organe und Nerven ein und bildet ein dreidimensionales Netzwerk, das den Körper stabilisiert und ihm Form verleiht.
- **Kraftübertragung:** Faszien durchdringen und umhüllen Muskeln, verbinden Knochen miteinander und ermöglichen so die Übertragung von Kräften und die »Teamarbeit« von Muskelketten. Sie bilden eine Hül-

le um die Organe und erlauben deren Beweglichkeit im Körper. Faszien spielen eine wichtige Rolle bei der Aufrechterhaltung der Körperhaltung, der Koordination von Bewegungen und der Stabilität der Gelenke.

- **Austausch:** Das Bindegewebe ermöglicht den Austausch von Nährstoffen, Sauerstoff und Stoffwechselprodukten zwischen den Geweben und unterstützt die Kommunikation von Zellen.
- **Immunabwehr:** Bindegewebe enthält verschiedene Zellen des Immunsystems, die an der Abwehr von Infektionen und Entzündungsreaktionen beteiligt sind. Es spielt eine wichtige Rolle bei der Wundheilung und der Abwehr von Krankheitserregern.
- **Speicherung von Wasser und Nährstoffen:** Bindegewebe kann Wasser und Nährstoffe speichern und bei Bedarf freisetzen. Dies ist wichtig für die Aufrechterhaltung des Flüssigkeitshaushalts und des Energiestoffwechsels.
- **Neurologische Funktion:** Rezeptoren für Druck, Temperatur, Schmerz und andere Empfindungen sowie Botenstoffe erzeugen Signale und Reaktionen des Körpers.

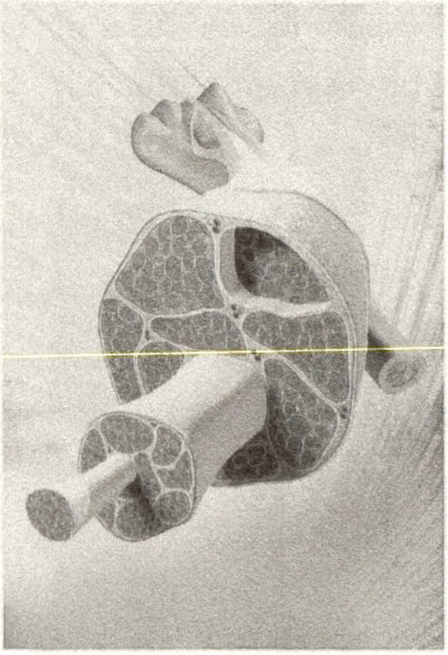

Abbildung 7: Faszien

Um Bindegewebe zu behandeln, gibt es verschiedene Techniken, etwa die sogenannte schmelzende Bindegewebs- beziehungsweise Tiefengewebsmassage oder myofasziale Release-Therapie und Wärmeanwendungen. Wärme kann die Durchblutung erhöhen und das myofasziale System entspannen.

Obwohl sich diese Methoden unter klinischen Bedingungen als sehr wirksam erwiesen, wurden bisher zu wenig klinische Untersuchungen zu ihrer Erfassung und Bewertung unternommen. So kritisieren Autoren wie Mateusz Pawlukiewicz die derzeitige Forschungspraxis und ermutigen zu mehr (Pawlukiewicz 2022). Mit gesunden ergänzenden Bewegungsübungen machen Sie die manuelle Behandlung nachhaltig. Das ist belegt.

Die komplexen Funktionen der Bindegewebe erklären, dass sie auch an Krankheiten und Störungen beteiligt sein können:

- **Bewegungssystem:** muskuloskelettale Probleme wie Steifheit, Bewegungseinschränkungen und Haltungsdysfunktionen.
- **Schmerz:** Es gibt Hinweise darauf, dass das Bindegewebe eine Rolle bei der Entstehung und Wahrnehmung von Schmerzen spielt, zum Beispiel beim myofaszialen Schmerzsyndrom oder Fibromyalgie.
- **Entzündungen:** Bindegewebe ist an Entzündungsprozessen beteiligt, sowohl akuten als auch chronischen. Entzündliche Erkrankungen wie rheumatoide Arthritis und systemischer Lupus erythematodes betreffen auch das Bindegewebe.
- **Wundheilung:** Bindegewebe spielt eine entscheidende Rolle bei der Wundheilung, indem es die Heilungsprozesse unterstützt und Gewebe regeneriert. Störungen können zu verzögerter oder gestörter Wundheilung führen.
- **Metabolische Gesundheit:** Es gibt zunehmend Hinweise darauf, dass das Bindegewebe eine Rolle bei Stoffwechselprozessen und metabolischen Erkrankungen wie Fettleibigkeit, Diabetes und Herz-Kreislauf-Erkrankungen spielt. Es beeinflusst die Speicherung und Freisetzung von Fettgewebe sowie den Glukose- und Lipidstoffwechsel.
- **Immunsystem:** Das Bindegewebe enthält verschiedene Immunzellen und spielt eine wichtige Rolle bei der Immunantwort und der Abwehr von Infektionen.
- **Vegetative Störungen:** Neue Hinweise zeigen, dass die Faszien in Wechselwirkung mit dem vegetativen System des Körpers stehen.

»Lokale Versteifungen des Fasziennetzes können durch chronisch sympathische Einflüsse des autonomen Nervensystems ausgelöst werden und auf diese Weise sowohl die Beweglichkeit als auch die sensorische Empfindsamkeit beeinträchtigen.« (Schleip und Bartsch 2023, S. 4) Die genaue Natur und der Mechanismus der Interaktion zwischen Faszien und dem vegetativen Nervensystem sind jedoch noch nicht vollständig verstanden. Es gibt weiterhin Forschung und Diskussionen, um die komplexen Zusammenhänge besser zu verstehen und ihre Auswirkungen auf die Gesundheit zu klären.

Halsschmerzen

Manche Menschen leiden unter Halsschmerzen, für die es keine Erklärung zu geben scheint.

Yvonne

Yvonne, eine Frau mittleren Alters, hat immer wieder Halsschmerzen ohne Befund. Es tut vorn am Hals weh, manchmal in der Halsgrube kurz vor dem Brustbein, manchmal auch weiter oben. Die Schmerzen verstärken sich oft beim Sprechen oder Schlucken und belasten sie im Alltag sehr.

Solche unerklärlichen Halsschmerzen werden auch manchmal als »Seitenstrang-Angina« gedeutet. Bei dieser Erkrankung handelt es sich um eine akute Entzündung, die eine besondere Form der Racheninfektion darstellt, meist im Rahmen einer Erkältung. Sie geht neben Halsschmerzen mit typischen Symptomen einer Halsentzündung einher: Fieber oder erhöhte Temperatur, Abgeschlagenheit et cetera. Liegt aber keine Entzündung im Hals vor, kann man die Muskulatur des vorderen und seitlichen Halses untersuchen. Dort können verspannte Muskelfaserbündel Triggerpunkte ausgebildet haben, die Schmerzreize aussenden, zum Beispiel der Sternocleidomuskel (auch Kopfwendermuskel genannt), der schräg vom Schlüsselbein hinters Ohr verläuft, oder der Musculus omohyoideus (Schulterblatt-Zungenbein-Muskel).

Halsmuskeln können durch ungünstige Kopfhaltungen im Alltag, mangelnde Bauchatmung und einen verspannten Kehlkopf überlastet sein. Dagegen hilft dann kein Gurgeln und kein Lutschbonbon, sondern nur eine Entlastung der Halsmuskeln.

Was hilft gegen Halsschmerzen ohne Befund?

- **Atmung verbessern:** Beginnen Sie mit den Übungen des Basis-Programms (siehe Teil II), denn damit schaffen Sie die Voraussetzungen für eine freie Bauchatmung. Die Übung »Doppelkinn« hilft, die vorderen Halsmuskeln zu entspannen, und die Übung »Brummen« lockert den Kehlkopf.
- **Kopfhaltung verbessern:** Achten Sie auf Ihre Kopfhaltung (s. S. 49: »Was hat meine Kopfhaltung mit den Halsbeschwerden zu tun?«), und machen Sie die Übungen »Extra für Hals und Kehlkopf« (s. S. 118: Die Extras). Lesen Sie die Hinweise zum richtigen Sitzen (s. S. 93).
- **Kiefer und Kaumuskeln:** Halsschmerzen vorn im Hals können auch durch verspannte Kaumuskeln immer wieder »getriggert« werden. Wenn Sie den Eindruck haben, dass Ihre Kaumuskeln angespannt sind, und Sie öfter die Zähne zusammenbeißen oder knirschen, suchen Sie einen Zahnarzt auf, der sich mit dem Problem auskennt, und tragen Sie eine Beißschiene. Sie können außerdem die Übungen und Selbstbehandlungen für den Kiefer machen.
- **Beobachtung im Alltag:** Beobachten Sie, was Sie im Alltag tun, und ändern Sie diese Gewohnheiten: die Zunge an den Gaumen pressen? Die Zähne zusammenbeißen? Viel Handygebrauch mit dem Kopf nach unten? Einseitige Kopfhaltungen, weil der Arbeitsplatz nicht gut eingerichtet ist? Zu wenig Bauchatmung und Missbrauch der Halsmuskeln als Atemmuskeln? Sprechen in einer unnatürlichen Tonlage? Stundenlang am Schreibtisch sitzen und immer wieder das Kinn mit der Hand abstützen?
- **Selbstbehandlung:** Wenn die Übungen und die Beobachtung des Alltags nicht ausreichen, um Besserung zu erzielen, können Sie sich

selbst am Hals behandeln. Die Vorgehensweise dafür finden Sie in Teil II.

- **Therapeutische Unterstützung:** Sollten Sie es allein nicht schaffen, suchen Sie einen Therapeuten oder eine Therapeutin auf. Sie können auch Ihre HNO-Ärztin fragen, ob eine logopädische Therapie für Sie sinnvoll sein könnte.

WISSENSBOX

Triggerpunkte in dauerangespannten Muskeln

Triggerpunkte – man kann auch »Myogelosen« dazu sagen (gr. *mȳs* [Muskel]; lat. *gelare* [gefrieren]) – sind knötchenartige Verhärtungen in Muskeln, die durch Verspannungen, Überlastung oder Verletzungen entstanden sein können. Sie verursachen Schmerzen lokal und sogar in anderen Körperbereichen, die als »übertragener Schmerz« bezeichnet werden, außerdem Bewegungsstörungen und Muskelsteifheit.

Monotone und oft wiederholte Bewegungen, bei denen wir die kleinen Muskeln stark fordern, während wir die großen dafür nicht benutzen, können zur Überlastung der Muskeln und zu Verhärtungen und Triggerpunkten führen. Am Hals kann es dazu kommen, wenn die großen Atemhilfsmuskeln zu unbeweglich sind und dadurch die kleinen Halsmuskeln die Aufgabe übernehmen, den Brustkorb zum Einatmen hochzuziehen, und zwar bis zu 20 000-mal am Tag. Das wird auch »Aschenputtelsyndrom« oder RSI (*repeating stress injury,* also »wiederholte Stressverletzung«) genannt.

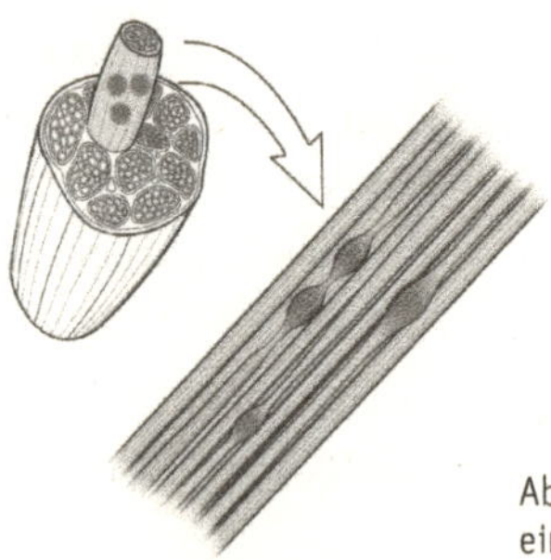

Abbildung 8: Triggerpunkt in einem verspannten Muskel

Anderswo im Körper kommt es beispielsweise zum schmerzhaften Mausarm, bei dem die kleinen Fingermuskeln, die bis in den Unterarm und zum Ellenbogen ziehen, Verhärtungen und schmerzhafte Triggerpunkte entwickeln, während die Schultermuskulatur steif und unbeweglich wird. Diesen Zustand hat der Bewegungsexperte Prof. Thomas Hanna (1928–1990) als »sensomotorische Amnesie« bezeichnet.
Für die Therapie von Halsbeschwerden bedeutet dies, dass nicht nur die Triggerpunkte der kleinen Muskeln behandelt, sondern die großen Atemmuskeln locker und reaktionsfähig gemacht werden müssen, damit der Erfolg von Dauer ist.

Die Behandlung von Triggerpunkten zielt darauf ab, schmerzhafte Knötchen zu lösen und die Muskeln zu entspannen. Dazu gibt es verschiedene Methoden:

- **Körperübungen:** die Muskeln in Bewegung bringen und die Sensomotorik schulen.
- **Pandiculations:** ein Wechsel zwischen Anspannung und Entspannung mit einem Zug und Gegenzug (lat. *pandiculare* [strecken]). Für diese braucht man einen Partner oder eine Partnerin, in der Regel einen Therapeuten. Manche unserer Übungen »ersetzen« den Partner, indem wir uns die Schwerkraft zunutze machen.
- **Drucktechniken:** gezielter manueller Druck auf den Triggerpunkt oder unter Verwendung spezieller Werkzeuge.

Bei der erfolgreichen Behandlung von Triggerpunkten gibt es zwei »Wirkmechanismen«:

1. **Neurologischer Mechanismus:** Triggerpunkte können zu einer gesteigerten Freisetzung von Neurotransmittern wie zum Beispiel der Substanz P (Überträger von Schmerzsignalen) führen. Durch den gezielten Druck oder die Stimulation eines Triggerpunktes werden sensorische Nervenenden gereizt. Dies kann zur Freisetzung von Endorphinen und anderen schmerzlindernden Neurotransmittern führen, die den Schmerz reduzieren. Die Stimulation der Nervenenden kann auch das Rückenmark und das zentrale Nervensystem beeinflussen, was zu einer positiven Modulation der Schmerzwahrnehmung führen kann.

2. **Physiologischer Mechanismus:** Triggerpunkte sind oft von einer reduzierten Durchblutung und einer verminderten Sauerstoffversorgung des Gewebes begleitet. Durch die Behandlung kann die Durchblutung verbessert werden, was zur Entspannung der Muskeln beiträgt.

Das Anwenden von Druck auf einen Triggerpunkt kann dazu führen, dass sich die Muskelfasern entspannen, was zur Auflösung der Muskelverspannung beiträgt.
Der genaue Mechanismus der Lösung von Triggerpunkten ist immer noch nicht vollständig verstanden. Es ist wissenschaftlich schwierig, etwas, was in seiner Bezeichnung einen Zustand ausdrückt, in Wahrheit aber eher einen Prozess darstellt, exakt zu messen, kritisiert der Neuroanatom Siegfried Mense die derzeitige Forschungssituation (Mense 2021).

Schluckstörungen

Mehr als tausendmal am Tag schlucken wir, normalerweise, ohne darüber nachzudenken. Es ist ein Vorgang, der im Unbewussten abläuft. Wir schlucken Essen und Trinken und auch »leer«. Das »Leerschlucken« ist aber gar nicht ganz leer, denn wir befördern dabei stets eine kleine Menge Speichel abwärts, der unsere Speiseröhre sauber und feucht hält.

Maria

Die 43-jährige Maria erzählt, dass sie nach einer langen beruflichen Pause, in der sie für ihre Kinder da war, wieder arbeitet. Sie ist Assistentin eines Geschäftsführers; das heißt, sie telefoniert viel und sitzt meist am Computer. Die Arbeit macht ihr Freude, auch wenn sie sich nach der längeren Pause wieder eingewöhnen muss. Leider plagen sie zunehmend Beschwerden seltsamer Art: Sie verschluckt sich plötzlich sehr oft und muss dann furchtbar husten und sich Dutzende Male räuspern, bis sie weiteressen kann. Sie findet das befremdlich und geniert sich, wenn sie mit anderen zusammen ist. Organisch lässt sich nichts feststellen. Eine Freundin empfiehlt ihr, Yoga-Übungen zu machen. Das hilft tatsächlich, aber richtig »weg« geht es nicht davon.

Die körpertherapeutische Untersuchung zeigt, dass Marias Kehlkopf ganz unbeweglich ist. Im Gespräch ergibt sich, dass sie ihre Arbeit zwar sehr mag, aber gleichzeitig gestresst davon ist und Angst hat, es nicht zu schaffen. Denn viele Vorgänge haben sich während ihrer Auszeit verändert, und alles ist schneller geworden. Sie hat schon bemerkt, wie angespannt sie insgesamt ist, und verstanden, dass ihre Nackenschmerzen von dieser Anspannung herrühren. Dass sich Anspannung jedoch sogar auf den Kehlkopf auswirken kann, darauf wäre sie von allein nie gekommen.

WISSENSBOX

Schlucken

Zu schlucken erfordert eine feine Abstimmung zwischen vielen Muskeln und ist in mehrere Schritte unterteilt:

1. Die Zunge vermischt unser zuvor gekautes Essen mit Speichel und formt einen Happen daraus.
2. Die Muskeln der Zunge drücken den Happen nach oben und hinten gegen den Gaumen und Rachen.
3. Der Mund schließt sich. Mit offenem Mund kann man nicht richtig schlucken.
4. Die Nasenhöhle wird durch das Gaumensegel verschlossen, sodass unser Happen oder Krümel davon nicht in die Nase gelangen können.
5. Der Kehldeckel klappt schräg auf die Luftröhre und verschließt sie, damit das Essen nicht in die Lunge geraten kann.

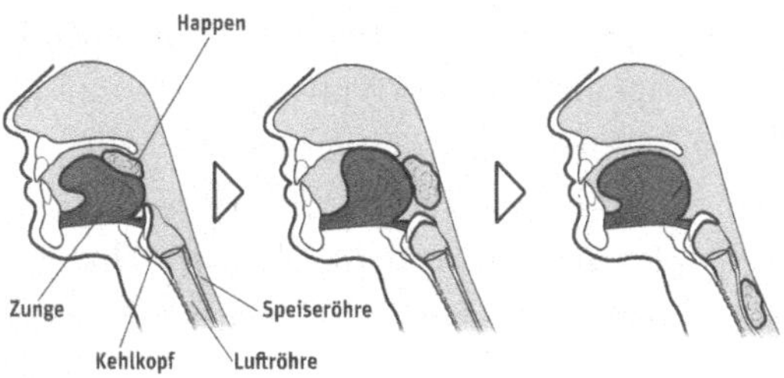

Abbildung 9: Wie geht schlucken?

6. Das Essen rutscht über den Kehldeckel in den hinteren Rachenraum.
7. Der Eingang der Speiseröhre dagegen öffnet sich, und sie macht eine wellenförmige Bewegung, um unser Essen in den Magen zu transportieren.

Bei solch einem komplexen Prozess kann schon mal etwas danebengehen, und dann verschlucken wir uns. Husten und Räuspern helfen nun, das, was aus Versehen in der Luftröhre gelandet ist, wieder zurück in den Rachen zu transportieren.
Sind die Schluckmuskeln verkrampft, wird das Schlucken selbst krampfig, und es kann passieren, dass man sich übermäßig oft verschluckt. Oder dass das Schlucken schmerzhaft wird, obwohl man gar keine Entzündung im Rachen hat. Spannt man dann aus Sorge, sich zu verschlucken, den Hals beim Essen weiter an, verschluckt man sich noch öfter.
Gegen all das hilft wie gegen sämtliche Verspannungen am Hals die Lockerung der Muskeln mit Übungen und Selbstmassagen.

Tipps für leichteres Schlucken

- **Schlucken Sie mit lockerem Bauch:** Beobachten Sie, ob Sie beim Schlucken den Bauch anspannen. Das ist eine verflixte Angewohnheit, denn es macht das Schlucken viel schwerer. Probieren Sie es mit einem Glas Wasser aus. Den Bauch locker zu lassen, kann Wunder bewirken bei Schluckstörungen. Patienten, die Angst haben, sich zu verschlucken, spannen aus Stress unbewusst leider den Bauch an, sobald sie zum Schlucken ansetzen, so wird es aber erst recht zum Verschlucken kommen. Um den Bauch dauerhaft locker zu bekommen und Verspannungen zu lösen, können Sie die Übung »Atementspannung« in den Alltag einbauen, sie hilft Ihnen, allmählich ein Gefühl für Anspannung im Bauch zu bekommen (siehe Teil II). Außerdem ist der »Rollenstreck« hilfreich, um die Muskeln der Bauchdecke zu entspannen. Machen Sie sich von dem Gedanken frei, durch ständiges Baucheinziehen einen flachen Bauch zu erreichen, der Preis dafür ist zu hoch. Überprüfen Sie Ihre Ideale, freunden Sie sich mit Ihrem Bauch an, oder nehmen Sie ab, wenn es Ihnen notwendig erscheint, um sich wohler zu fühlen. Manche Menschen haben die Gewohnheit beibehalten, ständig den Bauch einzuziehen, auch wenn sie abgenommen haben.

- **Schlucken Sie nicht mit vorgeschobenem Kopf:** Probieren Sie es gleich wieder aus. Mit vorgeschobenem Kopf wird es viel schwieriger zu schlucken. Schieben Sie den Hals etwas nach hinten, sodass er aufrecht wird, und richten Sie die Brustwirbelsäule auf. Fühlen Sie, dass das Schlucken nun leichter wird? Wenn Sie einen chronisch vorgeschobenen Kopf haben, können Sie diese Fehlhaltung angehen, indem Sie den Hinweisen des Abschnitts »Was hat meine Kopfhaltung mit den Halsbeschwerden zu tun?« folgen (s. S. 49: »Was hat meine Kopfhaltung mit den Halsbeschwerden zu tun?«).
- **Tun Sie etwas für die Aufrichtung Ihres Oberkörpers:** Wenn Sie zu einem Rundrücken neigen und eine gebeugte Haltung haben, helfen Übungen und Selbstmassagen, aufrechter zu werden. Denn Schlucken geht besser mit einer aufrechten Haltung. Das gilt unabhängig vom Alter: In der Praxis sehen wir Heranwachsende mit Schluckproblemen, weil sie den ganzen Tag mit gebeugtem Kopf sitzen oder stehen (manche auch im Gehen), um sich mit dem Handy zu beschäftigen, und alte Patienten, die ein zu tief eingestellter Rollator dazu zwingt, sich ständig nach vorn zu beugen. Bei manchen Patienten und Patientinnen sind muskuläre Schluckstörungen auch Folge eines Unfalls, wenn sich bei einem Auffahrunfall etwa Hals- und Brustmuskeln stark verkürzt haben. Dann ist es wichtig, die gesamte Vorderseite des Körpers zu lockern.
- **Den Mund nicht zu voll nehmen:** Es gibt Patienten und Patientinnen, die sich angewöhnt haben, zu viel auf einmal in den Mund zu nehmen. Weil aber der Happen, den wir problemlos schlucken können, gar nicht so groß ist, schlucken diese Patienten immer nur einen Teil dessen herunter, der Rest bleibt im Mund. Das macht das Schlucken schwerer, denn Mund und Zunge müssen nun zwei Portionen verwalten, eine nach hinten bugsieren, die anderen vorn zwischenlagern, sodass nicht das Gaumensegel behindert wird und gleichzeitig nichts aus dem Mund läuft und so weiter. Hier hilft

es, kleinere Happen abzubeißen, sie gründlich zu kauen und dann alles, was im Mund ist, auf einmal zu schlucken.

- **Tabletten schlucken:** Wenn Sie Schwierigkeiten haben, Tabletten hinunterzubekommen, können Sie sich die Einnahme erleichtern, indem Sie Kapsel oder Tablette unter die Zunge direkt hinter die unteren Schneidezähne legen. Dann den Kopf aufrichten und mit einem Schluck Wasser herunterspülen. Und natürlich den Bauch dabei lockerlassen.

Stimmprobleme – Dysphonie und Heiserkeit

Wenn Patienten und Patientinnen mit Stimmproblemen und Heiserkeit zum HNO-Arzt gehen und dieser keine organische Ursache finden kann, werden sie oft zur Logopädin oder zum Logopäden weitergeleitet. Und den meisten hilft das so gut, dass sie keine weitere Therapie nötig haben. Manchmal braucht es aber zusätzlich eine manuelle Behandlung so wie bei Stefanie.

Stefanie

Stefanie (32) ist eine sportliche Frau. Sie hat in der letzten Zeit öfter Nackenverspannungen und fühlt sich manchmal atemlos, vor allem im Stress. Außerdem »schwächelt« ihre Stimme, wie sie sagt. Sie erzählt, dass sie eine Stelle als Ingenieurin im Vertrieb eines Maschinenbauers hat und die Kunden von der Planung bis zur Montage und Abnahme der Anlagen betreut. Das bedeutet viel Stress. Sie hat häufig Videokonferenzen. Und da »nervt« ihre Stimme sie. Und auch, dass sie immer wieder »hinter den Atem kommt«. Das ist ihr alles peinlich, und sie hofft, dass die anderen es nicht merken.

Stefanie spricht ziemlich tief, und ihre Stimme klingt rau und hat wenig Farbe. Die Muskeln, die den Kehlkopf nach unten ziehen, sind bei ihr verspannt und druckschmerzhaft. Die Erklärung dafür: Stefanie hat sich angewöhnt, tiefer zu sprechen, als es ihrer normalen Stimmlage entspricht. Das klingt cooler, findet sie, und passt besser zu ihrer Rolle. Es belastet aber den Kehlkopf und führt zu Verspannungen.

Ihr Bauch ist hart und fest. Er bewegt sich beim Atmen kaum, bleibt flach. Das kommt wahrscheinlich vom Krafttraining im Fitnessstudio, denn sie macht sehr gern Bauchübungen und ist froh über ihren festen Bauch.
Die Bewegungseinschränkung der Bauchdecke ist der Grund für ihre schlechte Bauchatmung und die Erklärung für ihr Gefühl, so leicht atemlos zu werden. Im Stress spannt sie nämlich den Bauch zusätzlich an, sodass sie noch kurzatmiger wird. Eine unbewegliche Bauchdecke macht der Stimme zusätzlich zum künstlichen Tiefersprechen zu schaffen, denn Sprechen ist an die Atmung gekoppelt.

Für die Stimme ist es gesund, die eigene normale Stimmlage zu finden und in ihr zu sprechen. Versucht man ständig, in einer höheren oder tieferen Stimmlage zu sprechen, überfordert man die Stimme und strengt sich zu sehr an. Das macht die Stimme rau und kraftlos. Laut Beobachtungen in diversen Untersuchungen haben Frauen früher in einer höheren Stimmlage als ihrer natürlichen gesprochen. Sicher unbewusst, weil das femininer klingen mag. In der letzten Zeit hat sich das gewandelt: Es gibt Frauen und auch Männer, die sich antrainieren, tiefer zu sprechen, als sie es eigentlich tun würden, weil das kompetenter wirken soll. Tatsache ist: Eine tiefere Stimme wird tatsächlich souveräner, angenehmer und so weiter empfunden. Aber nur wenn sie der natürlichen Stimmlage entspricht. Das menschliche Ohr ist sehr fein, wir hören unbewusst, wenn jemand tiefer oder höher spricht als normal, und das kann dem erwünschten Eindruck auch zuwiderlaufen.

WISSENSBOX

Stimme

Die Stimme wird innen im Kehlkopf gebildet. Unter dem Kehldeckel, den wir beim Thema »Schlucken« schon kennengelernt haben, finden sich am Eingang zur Luftröhre die Stimmlippen. Sie variieren zwischen 1 und 3 Zentimetern Länge und liegen rechts und links, der Spalt in der Mitte heißt »Stimmritze«. Beim Atmen sind die Stimmlippen entspannt, sodass die Öffnung dazwischen breit wird und die Luft ein- und ausströmen kann.

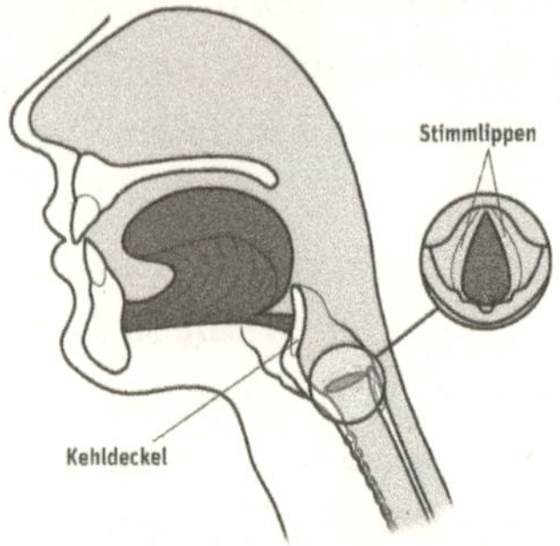

Abbildung 10:
Der Kehlkopf beim Atmen

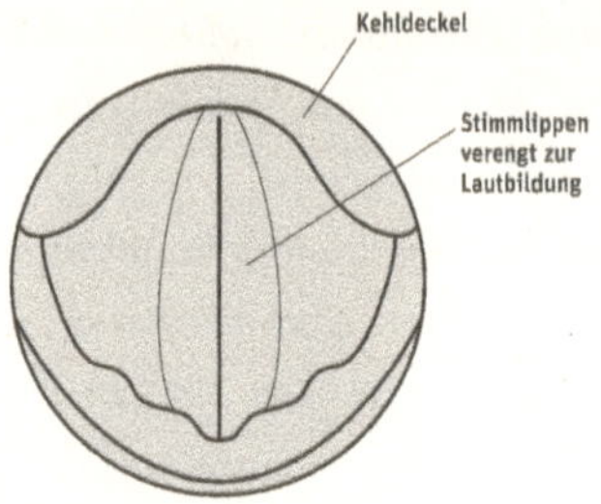

Abbildung 11:
Der Kehlkopf bei der Lautbildung

Wovon hängt unsere Stimme ab?

Unsere Stimmlage hängt zunächst von der Größe unseres Kehlkopfs und der Länge der Stimmlippen ab. Deswegen haben Kinder auch eine hellere Stimme als Erwachsene, ihr Kehlkopf ist noch viel kleiner. Die Tonhöhe variiert außerdem mit der Stellung und Spannung der Stimmbänder. Sie sind mit winzigen Muskeln verbunden, die sie straffen und lockern können. Die Lautstärke hängt von der Stärke des Atemstroms beim Ausatmen ab. Machen Sie ein »Ahhh« einmal laut und einmal leiser. Sie können spüren, wie Sie beim lauten Tönen kräftiger ausatmen und beim leisen »Ahhh« schwächer. Deswegen ist eine gute Atmung Voraussetzung für eine klangvolle und kräftige Stimme.

Zusätzlich zum Kehlkopf und zur Atmung spielt auch der Resonanzraum eine Rolle, also all die kleinen Höhlen von Nase, Mund und Rachen. Deshalb klingt unsere Stimme ganz anders, wenn wir eine verstopfte Nase haben.

Stimmbänder können Töne erzeugen, aber keine Worte. Für das Sprechen und Singen sind auch Lippen und Zunge notwendig. Die Aktivität der Muskulatur in den Lippen und der Zunge bestimmt nämlich die Artikulation. Probieren Sie es: Wenn Sie Ihren eigenen Namen sprechen, bewegen Sie auch Rachen, Zunge, Lippen, je nachdem, wie Ihr Name lautet.

Die Stimme hängt daneben von unserer Gemütslage ab. Wir können mühelos hören, in welcher *Stimm*ung jemand ist, wenn wir miteinander sprechen, auch am Telefon. Emojis brauchen wir nur, wenn wir schreiben. Dass wir Gefühle in der Stimme erkennen, liegt am veränderten Klang, der Sprachmelodie, Tonhöhe und dem Rhythmus unserer Stimme, die von winzigen Muskeln bestimmt werden, deren Spannung und Kraft von unserer gesamten Verfassung abhängen, auch von der seelischen.

Tipps für eine bessere Stimme

- **Übungen:** Die Übungen des Extras »Freier Hals« verbessern, zusammen mit den Basis-Übungen, alle Voraussetzungen für die »Sprechbewegung« (siehe Teil II). Damit lockern wir den Kehlkopf und bringen die Stimmbänder zum Vibrieren mit dem »Brummen«. Die Übung ist genial, denn sie verbindet die Stimme und die Atembewegung, genau wie der »Atembogen«. Beide Übungen können auch als schnelle Hilfe oder zur Vorbereitung auf einen Stimmeinsatz eingesetzt werden.
- **Natürliche Stimmlage herausfinden und einsetzen:** Wenn Sie unsicher sind, was Ihre natürliche Stimmlage ist, zählen Sie ganz monoton von eins bis zwanzig, ohne sich um die Stimme Gedanken zu machen. Wenn Sie bei 21 angekommen sind, haben Sie wahrscheinlich schon Ihre eigene Stimmlage gefunden.
- **Die Atmung verbessern:** Für eine gute Stimme ist eine tiefe Atmung wichtig. Widmen Sie der Atmung Aufmerksamkeit im Alltag durch die Übung »Atementspannung«. Man kann sie immer zwischendurch machen. Und lesen Sie das Kapitel über die Atmung auf S. 53 »Wissensbox Atmung«. Dort finden Sie weitere Hinweise, die Ihnen und Ihrer Stimme helfen.
- **Den Rachen pflegen:** Salbeibonbons oder Kräutertee sind Balsam für den Rachen, sehr scharfes Essen, starker Kaffee oder Cola sind es nicht. Spülen Sie also mit einem Glas Wasser nach, wenn Sie Scharfes oder Säurehaltiges geschluckt haben. Sehr heiße Getränke oder Essen kann nicht nur die Zunge »verbrennen«, sondern dane-

ben die Schleimhaut im Rachen reizen. Und rauchfrei spricht und singt es sich auch besser. Statt sich zu räuspern, kann man versuchen, einen Schluck Wasser zu trinken, denn Räuspern und Flüstern belasten die Stimme und den Kehlkopf. Also bei Kehlkopfentzündung lieber nicht flüstern, sondern schweigen.

- **Den Kopf oben halten:** Die Stimme (wie der ganze Kehlkopf) profitiert von einer aufrechten Kopfhaltung im Alltag. Damit ist keineswegs gemeint, dass man den Kopf nicht mehr bewegen soll, im Gegenteil! Ein beweglicher Hals ist super, schlecht dagegen stundenlanges Ausharren in Schieflage oder mit stark gebeugtem oder vorgeschobenem Kopf. Probieren Sie es aus: Sagen Sie laut: »Ich mache meinen Kopf gerade« – einmal in den genannten Haltungen und einmal aufrecht. Hören Sie den Unterschied? Spüren Sie ihn im Hals? Im Abschnitt »Was hat meine Kopfhaltung mit den Halsbeschwerden zu tun?« finden Sie weitere Hinweise (s. S. 49).
- **Singen:** Auch wenn Sie glauben, es nicht zu können, singen und summen Sie – unter der Dusche, im Auto oder beim Putzen. Es hilft der Atmung, lockert den Kehlkopf und verbessert die Stimmung.
- **Stimme schonen:** Wenn Sie eine Halsentzündung hatten oder bei einem Fußballspiel mitgebrüllt haben und heiser sind, sollten Sie Ihre Stimme schonen. Flüstern Sie besser nur im Notfall, denn Flüstern belastet die Stimme.

Wie die Atmung Halsbeschwerden verursachen kann

Viele Menschen mit Halsbeschwerden haben eine Atemeinschränkung. Nicht alle bemerken das, denn man kann sich an diese Einschränkung auch gewöhnt haben, wenn sie nicht zu stark ist. Dann glaubt man, es läge am schlechten Trainingszustand, dass man schon bei zehn Treppenstufen außer Atem kommt, oder am Alter, auch wenn man erst 45 ist.

Verspannte Muskeln in Bauch, Rücken und Flanken erschweren eine tiefe Bauchatmung. Dann setzt man wie gesagt (»Aschenputtelsyndrom«) die Halsmuskeln ein, um zu atmen (indem man damit den Brustkorb nach oben zieht), und überlastet damit die kleinen Halsmuskeln. Das kann alle möglichen Halsbeschwerden erzeugen.

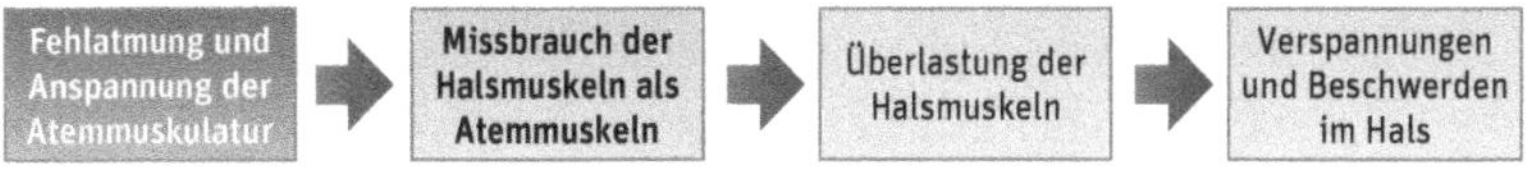
Fehlatmung und Anspannung der Atemmuskulatur
Missbrauch der Halsmuskeln als Atemmuskeln
Überlastung der Halsmuskeln
Verspannungen und Beschwerden im Hals

Etwas für die Atmung zu tun, heißt, auch etwas für den Hals zu tun. Eine tiefe und leichte Atmung verbessert außerdem Ihre Energie und Lebensfreude und nicht zuletzt wird Ihre Stimme kraftvoller, wenn Sie gut atmen können.
Das Basis-Programm in Teil II dieses Buchs hilft der Atmung, weil es Bauch und Brustkorb lockert und die Aufrichtung des Oberkörpers unterstützt.

Was hat meine Kopfhaltung mit den Halsbeschwerden zu tun?

Fehlhaltungen des Kopfs verschlechtern die Halsfunktionen. Wenn Sie ausprobieren, mit vorgeschobenem Kopf zu schlucken oder zu sprechen, werden Sie feststellen, dass beides schlechter funktioniert. Auch das Atmen mit vorgeschobenem Kopf ist weniger leicht. Probieren Sie es: Atmen Sie tief ein – mit vorgeschobenem – und danach mit aufrechtem Kopf. Merken Sie den Unterschied?
Die Kopfhaltung wird von der gesamten Körperhaltung beeinflusst. Denn wenn sich im Becken etwas ändert, ändert sich auch im Rumpf die Statik, und der Kopf versucht, es dann zu kompensieren. Und umgekehrt.
Fehlhaltungen im Oberkörper führen dazu, dass man den Kopf vorschieben muss, wenn man nach vorn schauen möchte. Und das tun wir meistens, egal, ob am Computer oder im Gespräch und beim Autofahren.

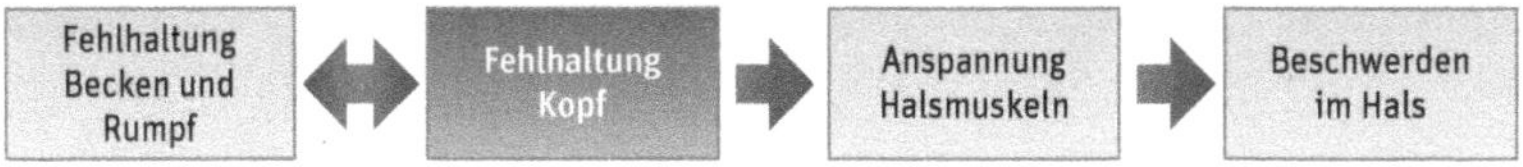
Fehlhaltung Becken und Rumpf
Fehlhaltung Kopf
Anspannung Halsmuskeln
Beschwerden im Hals

Mit starkem Rundrücken nach vorn zu schauen, geht nur mit vorgeschobenem Kopf. Das erzeugt Dauerkontraktionen der seitlichen Halsmuskeln, die sich nach vorn Richtung Kehlkopf und zum Nacken auswirken können.
Die Situation am Arbeitsplatz, Brillen und Laptops sorgen dafür, dass der Kopf ständig in den Nacken gelegt wird, was die Nackenmuskeln überfordert, oder gleichzeitig vorgeschoben und in den Nacken gelegt wird (Laptop), was den gesamten Hals überlastet. Die Folge sind Beschwerden. Deswegen haben viele Menschen mit dauerhafter Kopffehlhaltung nicht nur im Hals, sondern auch im Nacken Probleme.
Das Basis-Übungsprogramm hilft bei der Aufrichtung des ganzen Körpers und führt so zu einer besseren Kopfhaltung. Es gibt außerdem ein Nacken-Extra, viele der Übungen können auch als kurze Bewegungspause am Arbeitsplatz gemacht werden.

Atmung und Atemstörungen

Verspannte Atemmuskeln machen es Hals und Kehlkopf schwer, locker zu bleiben. Viele Betroffene mit Halsproblemen bemerken das gar nicht. Andere haben so starke Einschränkungen, dass sie deswegen ganz verzweifelt sind.

Max

Max ist siebzehn Jahre alt und kommt wegen des Gefühls, durch den Hals nicht genug Luft zu bekommen. Er sagt, dieses Gefühl setze sich fort bis in den Brustkorb. Seine Geschichte: keine Befunde durch Haus- und HNO-Arzt, kein Lungenbefund, kein internistisches Problem und kein neurologisches. Nach ärztlicher Auffassung sei er verspannt und solle mehr Sport machen. Das würde er gern wieder, nämlich Fußball spielen. Er kann es aber nicht, weil er eben so wenig Luft bekommt.

Wie sich herausstellt, ist sein Mundboden – also die Region unterhalb des Kinns – von außen sehr angespannt, außerdem sitzt das Zungenbein, ein kleines hufeisenförmiges Knöchelchen vorn am Hals, ganz fest und lässt sich kaum bewegen. Die Berührung dort ist Max sehr unangenehm. Seine Beschwerden entstehen durch zwei Gewohnheiten: zum einen aus seiner Sitzhaltung, zum anderen aus der Gepflogenheit, ständig die Zunge gegen den Gaumen zu pressen.

Wenn Sie das selbst machen und mit Ihren Fingern fühlen, wie sich das auf das Gewebe unterhalb Ihres Kinns auswirkt, merken Sie, dass es dort hart wird. Außerdem kann man nicht gut atmen, wenn man die Zunge gegen den hinteren Gaumen drückt. Probieren Sie es aus.

Eine gute Sitzhaltung zu finden, ist schwierig für Max, denn er ist sehr groß, und jeder normale Stuhl ist zu niedrig für ihn. So sitzt er nach vorn gebeugt im starken Rundrücken und legt die Unterarme auf den Oberschenkeln ab. Als er aus dem Wartebereich abgeholt wird, hält er den Kopf gesenkt, um auf das Handydisplay schauen zu können. Er schränkt dadurch die natürliche Atembewegung zusätzlich ein.

Max weiß zwar, dass normale Stühle und Tische zu klein für ihn sind, aber er spürt nicht den Zusammenhang zwischen Atemnotgefühl und Sitzhaltung. Genauso wenig wie den zwischen ständiger Beschäftigung mit dem Handy und seinen Beschwerden. Gefragt, wo er die Atemnot wahrnimmt, zeigt er auf die Brust. Allerdings erkennt er später, dass vom Mundboden bis in den Unterbauch hinein eine Einschränkung der Atmung bei ihm besteht.
Während des Unterrichts hat er das Handy ebenfalls auf den Knien, »damit ich immer schnell mal nachschauen kann, was so abgeht«. Auf Nachfrage stellt sich heraus, dass er auch häufig Kopfschmerzen hat und ewig müde ist. Nach der Schule zum Beispiel muss er erst mal schlafen. Die erfolgreiche Atembehandlung basierte auch auf der Änderung der Sitzgewohnheiten.

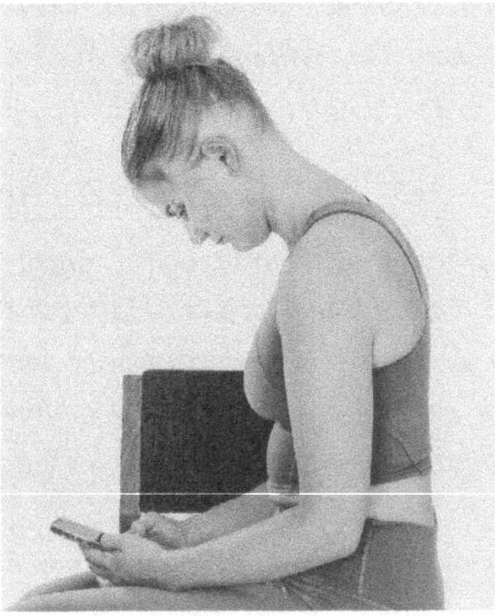

Abbildung 12:
Handy auf den Knien

Rüdiger

Rüdiger ist 33 Jahre alt, als er in die Praxis kommt. Er hat oft Schmerzen im Hals oder ein Krampfgefühl im Bereich der Brust. Zu sprechen findet er anstrengend. Das ist problematisch, da er Kunden berät und schult. Das geht nicht, ohne zu reden, und er sagt, am Abend sei er so »kaputt«, dass er nur noch seine Ruhe haben wolle.
Sein Brustkorb sieht auf einer Seite ein wenig anders aus als auf der anderen. Er erzählt dann, dass er einen Unfall hatte und rechts meh-

rere Rippen gebrochen waren. Durch die Schmerzen nach dem Unfall hat er sich angewöhnt, die Rippen beim Atmen möglichst wenig zu bewegen. Der Körper kompensiert das, indem er den Brustkorb mit den Halsmuskeln etwas anhebt, sodass mehr Luft hineinkommt. Diese Atmung nennt man auch »Hochatmung«. Rüdiger hatte sich so daran gewöhnt, dass er nicht mehr damit aufhörte. Auf die Dauer reagierten seine Halsmuskeln jedoch mit Verkrampfung und Schmerzen auf ihre Überlastung. Sein Krampfgefühl entspricht dem Untersuchungsbefund: Die Muskeln in Brustkorb und Bauch sind angespannt und erschweren die Atmung.
Rüdiger hatte seine Atemeinschränkung gar nicht bemerkt, er war daran gewöhnt und spürte nur die Folgen (Schmerzen, Krampfgefühl und Müdigkeit). Durch Übungen (siehe Basis-Programm) lernte er, seinen Oberkörper, Rücken und Bauch zu lockern. Die Atmung verbesserte sich, die Muskeln konnten sich entspannen, und die Beschwerden verschwanden.

Eine Atemeinschränkung muss nicht durch einen Unfall entstehen, sie kann auch Folge eines schlimmen Hustens sein, bei dem sich Dauerkontraktionen im Brustkorb oder Bauch gebildet haben. Aber viel öfter kommt sie einfach durch Gewohnheiten und Fehlhaltungen, bei denen Brustkorb, Bauch und Hals unter Dauerspannung geraten.

WISSENSBOX

Atmung

Wir können ziemlich lange ohne Essen auskommen und einige Zeit ohne Wasser. Luft und damit Sauerstoff brauchen wir jedoch ständig, ohne ihn gehen unsere Zellen schon nach wenigen Minuten unter, und wir sterben. Wie gesagt atmen wir täglich ungefähr 20000-mal, nehmen Sauerstoff aus der Luft auf und atmen Kohlendioxid aus.
Die Atmung wird vom autonomen Nervensystem gesteuert, ohne dass wir uns darum kümmern müssen – das ist bei allen lebenswichtigen Vorgängen so. Wir können jedoch in gewissen Grenzen in sie eingreifen und sie bewusst vertiefen, verlangsamen und so fort. Das funktioniert nur in einem bestimmten Rahmen, man kann sich zum Beispiel nicht umbrin-

gen, indem man die Luft anhält. Der im Körper ausgelöste Alarm dabei wäre so groß, dass unser Atemzentrum im Gehirn dies verhindern würde. Das ist auch der Grund dafür, dass Menschen, die eine eingeschränkte Atemfunktion haben, leicht in Alarmstimmung kommen, ängstlich werden und zu Panikattacken neigen.

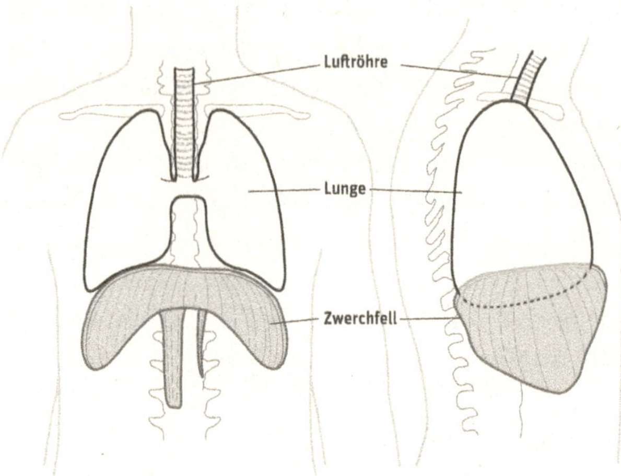

Abbildung 13: Die Lunge und das Zwerchfell von vorn und von der Seite

Die benötigte Luftmenge variiert stark, je nachdem, was wir gerade tun: Im Schlaf brauchen wir ungefähr 5 Liter Luft pro Minute, und beim Laufen können es 50 Liter pro Minute werden. Diese Verzehnfachung erreichen wir durch zwei Veränderungen: Wir atmen schneller und tiefer bei gestiegenem Bedarf des Körpers.

Unser Hauptatemmuskel ist das Zwerchfell – eine bindegewebig durchsetzte Muskeldecke –, es liegt unterhalb von Herz und Lunge, mit denen es verbunden ist. Es breitet sich über die Organe des Bauchs: Leber, Magen und Milz. Es hat Öffnungen für Blutgefäße, Nerven und die Speiseröhre. An der Vorderseite des Brustkorbs und an den beiden Seiten ist es an den Knorpeln der Rippenbögen und dem Brustbein festgemacht, hinten an der Wirbelsäule hat es recht lange Züge bis weit in die Lendenwirbelsäule. Wenn das Zwerchfell sich anspannt, bewegt es sich nach unten. Der Raum oberhalb wird größer, und es entsteht ein Zug, der die Lungen ausdehnt: Wir atmen ein.

Das Zwerchfell drückt die Bauchorgane beim Einatmen nach unten Richtung Beckenboden und nach außen gegen die Bauchwände. Diese geben nach, was die Bauchatmung leicht macht. Beim Ausatmen federt es zurück nach oben: Die Lunge wird zusammengedrückt und wir atmen aus. Der Bauch wird flacher, der Beckenboden zieht sich in den Körper.

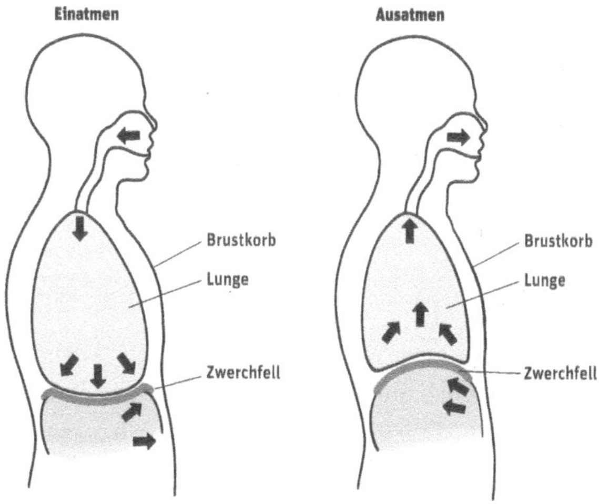

Abbildung 14: Der Körper beim Ein- und Ausatmen

Die Abbildung zeigt es: Zum leichten Atmen brauchen wir einen beweglichen Brustkorb und einen lockeren Bauch. Dann können die Rippen sich problemlos anheben, der Brustkorb sich weiten, und die verdrängten Organe unterhalb des Zwerchfells finden Platz im Bauch. Sind wir in diesen Bereichen jedoch verspannt und eingeengt, stört das die Atmung, eine Hochatmung (siehe den folgenden Abschnitt) mit Halsproblemen kann entstehen.

Neben der Belastung für die Halsmuskeln gibt es ausgesprochene Formen der Fehlatmung – zum Beispiel die sogenannte paradoxe Atmung (siehe den übernächsten Abschnitt) –, bei denen die »Atemmechanik« gestört ist, sie gehen immer mit Verspannungen einher. Und viele mit Atemstörungen sagen, dass sie ständig müde und energielos sind oder depressive Gedanken haben und eine Affinität zu Ängsten.

Das liegt daran, dass ein Luftmangel sich für den Körper einfach nicht gut anfühlt, denn genug Luft zu bekommen, bedeutet auf der physischen Ebene, genug Sauerstoff für die Zellen und für deren Arbeit zur Verfügung zu haben, zum Beispiel Denken, Bewegen, Verdauen und so weiter. Haben wir nicht genug Sauerstoff, können die einzelnen Zellen und damit das ganze »System Mensch« nicht richtig arbeiten. Wir sind müde und haben wenig Energie. Weil das Atmen so wichtig ist, versetzt uns ein Atemproblem auch immer in Alarm, selbst wenn wir das vielleicht gar nicht in Zusammenhang bringen. Wenig Luft zu haben, macht Angst, der Körper sagt uns, dass etwas nicht in Ordnung ist und wir »etwas tun« sollen.

Hochatmung

Normalerweise bewegen wir beim Atmen Brustkorb, Bauch und Rücken. Der Brustkorb mit den zwölf Rippenpaaren muss sich heben und weiten können. Das erlaubt der Lunge, sich auszudehnen und Luft aufzunehmen. Dabei wölbt sich auch die flexible Bauchdecke nach außen, um der Lunge und dem Zwerchfell Platz zu machen.
Wenn wir einen sehr großen Sauerstoffbedarf im Körper haben, zum Beispiel bei einem sportlichen Training, ziehen wir zusätzlich den Brustkorb noch mit den Halsmuskeln nach oben, um mehr Luft aufnehmen zu können. Diese Form der Hochatmung wird nur vorübergehend eingesetzt und ist ganz normal.
Bei manchen ist aber die Muskulatur von Bauch und Brustkorb so wenig flexibel, dass sie eine große Atembewegung nicht erlaubt. Sie ziehen *ständig* mit den Halsmuskeln den Brustkorb nach oben, um Luft zu bekommen. Das ist eine chronische Form der Hochatmung und führt dazu, dass die Halsmuskeln überlastet werden.
Probieren Sie es aus: einmal mit möglichst angespanntem Bauch einatmen. Spüren Sie, wie die Halsmuskeln arbeiten müssen?

Paradoxe Atmung

Manche Patienten praktizieren eine sogenannte paradoxe Atmung. Wie schon angedeutet, heißt dies, dass sie sich angewöhnt haben, den Bauch beim Einatmen flach zu machen und ihn beim Ausatmen nach außen zu runden. Das ist genau umgekehrt zum »richtigen« Atmen. Die Atmung ist dadurch eingeschränkt, denn wenn der Bauch beim Einatmen eingezogen wird, haben die Organe des Bauchs nicht Raum genug, um der Lunge Platz zu machen.

Die meisten Patienten, die paradox atmen, bemerken dies gar nicht, sie stellen nur fest, dass sie nicht richtig Luft bekommen.

Schauen Sie an sich selbst herunter, und beobachten Sie, ob Ihr Bauch beim Einatmen herauskommt, runder wird und beim Ausatmen abflacht. Wenn nein, haben Sie sich ebenfalls eine paradoxe Atmung angewöhnt.

Dagegen helfen die Übungen »Atemhauch« und »Dampflok« besonders gut, und zwar in dieser Reihenfolge (siehe Teil II). Abends können Sie vor dem Einschlafen gemütlich eine »Atementspannung« mit den Händen auf dem Bauch machen. Das hilft, besser einzuschlafen.

Atemnot mit Panikattacken

Eine eingeschränkte Atmung, die den Körper nicht mehr mit genügend lebenswichtigem Sauerstoff versorgt und den pH-Wert des Bluts durcheinanderbringt, verbreitet im Körper Alarmstimmung. Dann ist es bis zur nächsten Panikattacke nicht besonders weit. Solche Panikattacken sind oft mit einer akuten Hyperventilation verbunden.

Andrea

Andrea ist 43 Jahre alt und leidet unter wiederkehrenden Panikattacken, wenn sie mit dem Auto auf der Autobahn unterwegs ist. Sie hat dann Atemnot und Todesangst, ihr Herz rast, alles kribbelt, und Krämpfe breiten sich aus. Inzwischen ist es so, dass sie Angst vor der Angst hat. Deswegen kann sie auch schon länger nicht mehr Auto fahren.

Wenn Sie von Panikattacken und Hyperventilation betroffen sind: Üben Sie den »Atemhauch« in den guten Phasen, dann können Sie dem nächsten Anflug von Panik etwas entgegensetzen.

Hyperventilation

Die akute Form der Hyperventilation ist ein dramatisches Geschehen: Die Atmung wird flacher und viel schneller. Es wird dadurch zu viel Kohlendioxid abgeatmet, und der Säure-Basen-Haushalt kommt durcheinander. Das hat Kribbeln, Krämpfe, Herzrasen und starke Angst zur Folge und kann Todesangst auslösen.

Im akuten Fall kann man die Hyperventilation stoppen, indem man die ausgeatmete Luft wieder einatmet, mit einer Tüte zum Beispiel oder den eigenen Händen, wenn sonst nichts da ist. Dadurch kommt das zu viel abgeatmete Kohlendioxid wieder zurück in den Körper, und das hilft sofort. Vorbeugen kann man, indem man für eine lockere Atemmuskulatur sorgt.

Wesentlich häufiger als die akute Hyperventilation ist ihre chronische Form. Sie entsteht meist durch ständige Hochatmung oder paradoxe Atmung. Die Betroffenen atmen unmerklich flacher und deshalb etwas schneller, als es normal wäre. Es ist ungefähr so, als hätte man richtig Durst und würde einen Fingerhut voll Wasser nach dem anderen statt einmal ein großes Glas trinken.

Sie kommen dadurch leichter »außer Atem« und neigen zu Unruhe oder Herzrasen, vor allem beim Einschlafen oder wenn sie versuchen zu entspannen.

Pressatmung

Die Pressatmung kommt wie die Hyperventilation in zwei Formen vor: chronisch und akut. Bei Letzterer atmen die Betroffenen ein, spannen dann den Kehlkopf an und verschließen ihn, ohne auszuatmen; und dann stoßen sie die Luft auf einmal aus. Das ist zum Beispiel bei Kraftsportlern zu beobachten: Wenn ein Gewichtheber in

Anspannung geht, wird der Kopf rot, die Halsvenen und die Augen treten vor. Im Körper führt der Verschluss der oberen Atemwege zur Stabilisierung des Brustkorbs und ist deshalb in diesem Sport weit verbreitet: Die Muskeln können im Bereich des Brustkorbs stabilere Ansatzpunkte finden und dadurch höhere Lasten im Krafttraining bewältigen. Auch beim akuten Schreck kann Pressatmung entstehen, jedoch nur für einen Moment, was kein Problem ist.

Einige Menschen haben sich aber durchaus eine leichte Form der Pressatmung angewöhnt. Das ist die chronische Form – erkennbar daran, dass zunächst normal eingeatmet wird, dann kurz nichts passiert, die Luft also angehalten bleibt, und danach atmet man die Luft mit einem kaum merklichen kleinen Stoß aus. Das Geräusch, das entsteht, wenn der Kehlkopf dann »losgelassen« wird, kann man auch hören.

Diese Pressatmung hat ungünstige Konsequenzen für Herz, Blutdruck und Kreislauf. Denn der aufgebaute Druck und sein plötzliches Nachlassen beim Ausstoßen kann einen Vagusreiz auslösen. Der Vagus ist ein gemischter Nerv mit vielen Funktionen, ein starker Reiz kann zu einer Verlangsamung der Herzfrequenz führen und Benommenheit und Herzrhythmusstörungen zur Folge haben.

Gegen die Pressatmung helfen besonders die Übung »Atementspannung«, wenn sie in den Alltag integriert wird, die »Kieferübung am PC« sowie die »Zungenübung« (siehe Teil II).

Woher kommen die Einschränkungen der Atmung?

Viele Patienten klagen über Einschränkungen der Atemfunktion, weil sie eine chronisch angespannte Bauchdecke haben, durch Stress zum Beispiel, oder weil sie denken, ihr Bauch sei zu dick. Andere sitzen den ganzen Tag im Rundrücken und machen es dadurch dem Körper schwer, tief zu atmen. In diesen Fällen beginnt man unmerklich damit, mehr oder weniger ständig Hochatmung zu praktizieren oder zu hyperventilieren. Auch der vorgeschobene Kopf erschwert das leichte Atmen.

Neben Gewohnheiten und Körperhaltungen kann es auch Einschränkungen der Beweglichkeit durch Narben im Bereich von Hals (Schilddrüsen-OP), Bauch und Brustkorb (Kaiserschnitt, Gallenblasenentfernung und so weiter) geben. Diese können meist manuell gut durch Pohltherapie gelockert werden (siehe den »Ausblick« am Ende des Buchs). Die Behandlung von Faszien und Bindegewebe ist wesentlich nachhaltiger, wenn Bewegung in die Gewebe kommt. Sie sollten also die Übungen des Basis-Programms dazu machen (siehe Teil II)!

Tipps im Alltag und Übungen für eine bessere Atmung

- **Lassen Sie Ihren Bauch frei:** Viele ziehen ständig den Bauch etwas ein – aus Gewohnheit, weil sie ihn gern flacher hätten. Oder wenn sie in Druck und Stress sind. Achten Sie im Alltag darauf, nicht ständig mit eingezogenem und angespanntem Bauch zu sitzen, zu sprechen, Sport zu machen, was auch immer.
- Tragen Sie **Kleidung, die passt** und Ihrem Bauch und Brustkorb erlaubt, sich auszudehnen. Vermeiden Sie Shapewear, zu enge Hosen und Gürtel oder BHs, die Ihren Brustkorb einschnüren. Lassen Sie Ihren Körper atmen!
- Beobachten Sie, wann Sie im Alltag die **Luft anhalten, krumm sitzen,** den **Kopf vorschieben.**
- Überprüfen Sie auch, ob Ihr **Arbeitsplatz** so eingerichtet ist, dass Sie gut sitzen.

Wenn Sie das Gefühl haben, Sie schaffen es nicht, im Stehen oder Sitzen so einzuatmen, dass der Bauch herauskommt, machen Sie Folgendes:

- Lehnen Sie den Oberkörper leicht zurück.
- Atmen Sie aus, und ziehen Sie dabei den Bauch aktiv nach innen.
- Dann einfach einatmen und spüren, wie der Bauch locker wird.

Machen Sie täglich die Übungen des Basis-Programms. Das hilft bei der Aufrichtung von Kopf, Becken und Oberkörper, sodass sich die Voraussetzungen für eine freie Atmung verbessern.

Sie können sich angewöhnen, die Übung »Atementspannung« in den Alltag zu integrieren: einfach immer mal hinspüren für zwei, drei Atemzüge, wo es sich bewegt in Ihrem Körper, wenn Sie atmen. Das schafft einen Augenblick Distanz zu den Angelegenheiten des Alltags, bringt Sie zu sich und mindert die Anspannung.

Fordern Sie Ihren Körper: Ab und an außer Puste zu kommen, trainiert nicht nur Herz und Kreislauf, sondern auch die Atmung.

Atmen Sie einmal mit zusammengezogenen Augenbrauen und missmutigem Gesichtsausdruck und dann mit einem Lächeln. Merken Sie, dass es so viel leichter ist?

Wenn Angst und Panikattacken Ihnen das Leben schwer machen: Lassen Sie sich zusätzlich psychologisch unterstützen. Suchen Sie eine körpertherapeutische Praxis auf, wenn Ihnen die Übungen allein nicht helfen, um Ihre Atemmuskulatur zu lockern.

Nackenbeschwerden

Nackenbeschwerden sind sehr verbreitet. Ungefähr die Hälfte der Deutschen leidet darunter (Robert Koch-Institut 2021). Warum Frauen dabei öfter betroffen sind als Männer, ist nicht ganz klar, während es aber sicher und plausibel scheint, dass die Nackenschmerzen im Alter zunehmen. Grund genug also, etwas dagegen zu tun.

Der häufigste Grund für Beschwerden im Nacken sind verspannte, verhärtete Muskeln an der Rückseite (dem Nacken) und seitlich des Halses.

Malik

Der junge Mann Anfang zwanzig möchte Steuerberater werden und studiert Betriebswirtschaftslehre. Nun musste er sein Studium unterbrechen, weil er einfach nicht mehr lernen konnte. Zuerst hatte er Probleme damit, Bücher zu lesen, da er solche Nackenschmerzen bekam, dass er einfach nicht mehr oder nur noch mit aufgestütztem Kopf nach unten schauen konnte, denn er hatte »manchmal das Gefühl, den Kopf gar nicht mehr halten zu können«. Da scannte er in einem Kraftakt alles ein und lernte nur noch am Computer. So musste er wenigstens nicht mehr den Kopf beugen.

Das ging aber nur kurz besser, denn dann kamen Schulter- und schlimme Kopfschmerzen dazu, verbunden mit dem Gefühl, nicht mehr richtig sehen zu können – eine Art Verschwommenheit, die der Augenarzt nicht erklären konnte, außerdem auch stechende Schmerzen hinter dem Augapfel, obwohl das Auge in Ordnung ist. Mittlerweile kann er den Kopf kaum noch drehen und ist der Verzweiflung nahe.

Maliks ganzer Hals, alle Nackenmuskeln, die seitlichen Halsmuskeln, die Schultern sind wie Beton. Er kann zu Beginn der Behandlung seinen Kopf gar nicht loslassen, wenn er auf der Liege liegt und wir ihn umfassen und passiv bewegen.

Verspannte Muskeln im Nacken und im seitlichen Hals können folgende Beschwerden erzeugen:

- Schmerzen in Kopf, Schläfen, Stirn und Nacken,
- Bewegungseinschränkungen des Kopfs,
- Schmerzen in den Schultern und im Bereich der oberen Brustwirbelsäule,
- schlechteres Sehen und Hören,
- Schmerzen in den Ohren oder hinter den Augen,
- Missempfindungen wie Spannungsgefühle, Brennen, Druck,
- Kälteempfindlichkeit und Schwächegefühle,
- Schwindel und Tinnitus (Ohrgeräusche) sowie
- Einschränkungen der Atmung.

Die Bandscheiben sind es wahrscheinlich nicht …

Die Verspannungen entstehen meist durch Gewohnheiten im Alltag. Die Bezeichnung »Handynacken« sagt es schon: Der stundenlang gebeugte Kopf tut dem Nacken nicht gut. Genauso ungünstig ist wieder die vorgeschobene Kopfhaltung, die sehr viele von uns einnehmen.
Sehr, sehr selten entstehen Nackenschmerzen durch Bandscheibendefekte, meist verlaufen Bandscheiben-Vorwölbungen und -Vorfälle unbemerkt. Die Gewebsteile, die sich bei einem Vorfall aus der Bandscheibe herausdrücken, werden vom Körper normalerweise wieder abgebaut. In einzelnen Fällen können diese Teile, bevor sie abgebaut werden, auf Nervenwurzeln drücken und Beschwerden im Versorgungsgebiet des Nervs auslösen. Noch seltener als im Rücken kommt es im Hals dazu.
Ausstrahlungen von Schmerzen und Kribbeln vom Hals und Nacken in die Arme und Finger kann es auch durch einige Muskeln geben, wenn sie chronisch angespannt sind. Zum Beispiel die seitlichen Halsmuskeln oder der kleine Brustmuskel, die auf ein Nervengeflecht drücken können. Dann ist es wichtig, sie zu entspannen, damit der Druck genommen wird. Handelt es sich nicht um einen neurologischen Notfall, empfehlen wir eine Behandlung von Muskeln und Fas-

zien, bevor Sie den Entschluss fassen, sich operieren zu lassen. Sie ist nicht invasiv, und außer muskelkaterähnlichen Empfindungen ist davon keine Nebenwirkung zu befürchten!

»Sand im Getriebe«: Woher kommt das Knirschen im Nacken?

Leichte Knack-, Knirsch- und Reibegeräusche im Nacken sind meist harmlos und können ein Zeichen für Verspannungen sein. Sie sollen auf verschiedene Weise entstehen:

- Kleine Wirbelgelenke verschieben sich, und so kommt es zu einem leichten Unterdruck.
- Wenn Sie im Alltag wenig Bewegung im Kopf und im Nackenbereich haben und sich dadurch die Gelenkflüssigkeit vermindert hat, ist die »Schmierung« der Gelenke reduziert, und »trocken auf trocken« ergibt dann eben auch ein Geräusch.
- Wenn sich die verspannten Haltebänder im Nackenbereich dehnen, kann ebenfalls ein knackendes Geräusch entstehen (wie eine Gitarrensaite, die gezupft wird).
- Es soll auch möglich sein, dass durch Bewegung Kohlenstoffdioxid-Bläschen platzen, was Geräusche erzeugen kann (etwa wie eine Seifenblase).

Dass diese Geräusche uns so laut vorkommen, liegt auch daran, dass die Knochen im Schädel Luft enthalten, zum Beispiel der Knochenfortsatz Processus mastoideus (Mastoid). Diese wirken dann wie Resonanzräume und verändern und verstärken Geräusche aus dem Bereich. Deswegen hören wir unsere eigene Stimme auch anders als unsere Mitmenschen.

Nach einer Nackenlockerung »knirscht« es manchmal sogar noch mehr. Die Erklärung: Wenn Sie durch die Behandlung anfangen, wieder häufiger den Hals zu bewegen, erzeugen die Gewebe, die wegen der vorherigen Steifheit »trockengefallen« waren, zunächst intensiver Geräusche. Das vergeht aber, sobald Sie sich weiter bewegen und alles lockerer und besser mit Flüssigkeit versorgt wird.

Wie hängt der verspannte Nacken mit dem Kloß im Hals zusammen?

Wenn man sich einmal den Durchmesser des Halses vor Augen führt, sieht man: Da haben wir gar nicht so übermäßig viel Platz. Diese Enge kann Druck erzeugen, und dann »flutscht und rutscht« es dort eben nicht mehr so recht.
Die seitlichen Halsmuskeln können Beschwerden im Nacken und im Hals erzeugen. Sie verursachen die »Schildkrötenhaltung«, und im Hals machen manche Muskeln dem Zungenbein und Kehlkopf zu schaffen (Musculus omohyoideus, Musculus digastricus).
Schließlich werden durch Verspannungen der Nackenmuskeln auch diejenigen Muskeln in Mitleidenschaft gezogen, die vor der Halswirbelsäule liegen. Sie müssen nämlich als Antagonisten (Gegenspieler) immer mehr Kraft aufbringen. Triggerpunkte in diesen Muskeln können Halsenge und Kloßgefühl erzeugen und das Schlucken erschweren.

Nacken und Schwindel

Die Medizin unterscheidet zig verschiedene Schwindelvarianten, und allein diese bieten genug Stoff für ein ganzes Buch. Hier soll nur gesagt sein, dass verspannte Halsmuskeln, vor allem die des Nackens und der Kopfwendermuskel (Musculus sternocleidomastoideus), neben Schmerzen auch Schwindel sowie andere vegetative Symptome verursachen können. Dieser tritt dann oft in Kombination mit Nackenschmerzen auf.

Doris

Doris, 45 Jahre alt, leitet einen großen Kindergarten. Wegen Schwindel, Kopf- und Nackenschmerzen war sie stationär in einer Reha-Einrichtung. Dort ging es ihr wesentlich besser. Sie nahm am Sportprogramm teil, erlernte Entspannungsverfahren und tankte auf. Kaum wieder bei der Arbeit, ging alles von vorn los.
Sie ist der Meinung, dass sie dem Stress der Leitungsfunktion nicht

gewachsen ist, denn früher hatte sie diese Beschwerden nicht. Sie überlegt zu kündigen. Es stellt sich heraus, dass sie Monate zuvor eine neue Brille bekommen hat, eine Gleitsichtbrille, weil sie eigentlich kurzsichtig ist, dann Altersweitsicht hinzukam. In der neuen Funktion arbeitet sie mehr im Büro und am Computer. Bald trägt sie die Brille den ganzen Tag.
Den Vorschlag, die Gleitsichtbrille zu ersetzen durch eine Fern- und eine extra Lesebrille, lehnt sie rundweg ab, hat die Gleitsichtbrille doch mehr als tausend Euro gekostet! Wir können die Beschwerden zwar bessern, aber sie kommen immer wieder zurück. Erst eine erneute Intervention mit ausführlicher Erklärung führt zu einem Versuch: vier Wochen ohne Gleitsichtbrille, weitere Behandlungen in der Praxis und tägliche Übungen. Damit haben wir schließlich nachhaltigen Erfolg.

Was hilft bei Schwindel?

- **Medikamente prüfen:** Beachten Sie, dass auch viele Medikamente Schwindel auslösen können. Dazu gehören Entwässerungsmittel, Blutdrucksenker, Beruhigungsmittel, Antidepressiva, Mittel gegen Übersäuerung (Pantoprazol und Ähnliches), Antidiabetika, Augentropfen gegen erhöhten Augeninnendruck und sogar Potenzmittel. Lesen Sie also die Beipackzettel Ihrer Medikamente, und sprechen Sie gegebenenfalls mit Ihrer Ärztin oder Ihrem Arzt über Schwindel als mögliche Nebenwirkung.
- **Flüssigkeitshaushalt ausgleichen:** Achten Sie darauf, genug zu trinken, das verbessert die Durchblutung, auch im Kopf. Wassermangel kann nämlich ebenso eine Ursache sein für Schwindel und Benommenheit.
- **Nacken entspannen:** Wenn Ihr Nacken verspannt ist, kann das die Ursache für Ihren Schwindel sein. Eine Lockerung des Nackens und der seitlichen Halsmuskeln kann Ihnen Erleichterung bringen. Das Basis-Programm hilft Ihnen dabei genau wie die Übungen im Extra »Lockerer Nacken« (siehe Teil II). Bei Schwindel ist es wichtig, achtsam zu üben. Machen Sie die Übungen sehr lang-

sam, und spüren Sie genau hin. Sie können die Übungen auch modifizieren, indem Sie ausprobieren, was wohltuend ist, und Ihre Körperposition entsprechend anpassen, zum Beispiel:

1. Probieren Sie, ob es für Sie besser ist, die Augen beim Üben zu schließen oder zu öffnen.
2. Achten Sie darauf, den Kopf langsam zu bewegen und ihn mit den Händen zu unterstützen, wo es notwendig ist (etwa bei der Übung »Rollenstreck«). Das entlastet die Halsmuskeln, insbesondere den Kopfwender.
3. Machen Sie die »Augenübung« für den Vagusnerv nicht sofort mit dem Maximum an Augenbewegung, sondern zunächst mit dem Minimum, und vergrößern Sie dann die Bewegung, wenn es mit kleinem Radius gut funktioniert.

- **Verbessern Sie Ihre Atmung:** Eine eingeschränkte Atmung kann ebenfalls Schwindel und Benommenheit auslösen. Lesen Sie auch die Hinweise über Atmung im Kapitel »Atmung und Atemstörungen« (s. S. 51). Mit dem Basis-Programm verbessern Sie die körperlichen Voraussetzungen für die Atmung.
- **Kopfhaltung und Nacken im Alltag:** Lesen Sie die Hinweise über Kopfhaltung ab S. 49: »Was hat meine Kopfhaltung mit den Halsbeschwerden zu tun?«. Wir haben außerdem eine Reihe von Tipps für einen nackenfreundlichen Alltag zusammengestellt, die Ihnen helfen können, den Nacken im Alltag lockerer zu lassen (s. S. 78 »Tipps für den nackenfreundlichen Alltag«). Schauen Sie, was Sie ändern können.
- **Nackenbehandlung:** Beginnen Sie mit der Selbstbehandlung des Nackens wie in Teil II beschrieben. Besonders die Ansätze der Muskeln am Schädel und der Kopfwendermuskel sind wichtig.

Wenn es Ihnen für all das zu schlecht geht oder Sie sich überfordert fühlen, lassen Sie sich körpertherapeutisch behandeln. Das allein hilft leider nicht immer bei Schwindel, aber eben sehr oft.

Nacken und Tinnitus

Wenn Sie an Tinnitus leiden, wird Ihnen Ihr HNO-Arzt vermutlich erklärt haben, dass hinter dem störenden Geräusch normalerweise keine Erkrankung steckt, man jedoch die Ursache für Tinnitus nicht wirklich kennt (lat. *tinnitus* [Geklirr, Geklingel]). In ungefähr der Hälfte aller Fälle sollen die Ohrgeräusche von allein wieder verschwinden, eine medikamentöse Therapie, die sicher wirkt, scheint es bis jetzt nicht zu geben.

Wie Tinnitus erlebt wird, ist sehr individuell: Manche lassen sich nicht davon stören, andere könnten schier verzweifeln daran. Ob man den Tinnitus nur als lästig oder als starke Belastung erlebt, hängt zum einen davon ab, wie stark, anhaltend, laut und so weiter das Geräusch ist, zum anderen davon, wie man es bewertet.

Schlecht hörende Menschen sind öfter von Tinnitus betroffen als Menschen, die gut hören, deshalb ist die Theorie entstanden, das Gehirn versuche, »Sound« zu erzeugen, um ein Hördefizit auszugleichen, und schieße dabei übers Ziel hinaus. Ob das stimmt, wissen wir nicht. Wir beobachten aber, dass Menschen mit Tinnitus oft verspannte Muskeln im Bereich der Kiefer und des Nackens haben. Patientinnen und Patienten mit Tinnitus haben in der Regel eine Fehlhaltung des Kopfs. Oft wird der Kopf vorgeschoben (»Schildkröte«), ständig zu einer Seite geneigt oder leicht verdreht. Diese Haltungen bewirken Verspannungen der Muskulatur und oft weitere Beschwerden wie Kopf- und Nackenschmerzen, Spannungsgefühle auf den Schultern sowie im Nacken und so fort.

Auch Überspannungen der Kaumuskeln, wie sie beim Pressen (Zähnezusammenbeißen) oder Knirschen bestehen, können an einem Tinnitus Anteil haben. Die Kiefergelenke sitzen schließlich direkt vor den Ohren. Ferner ist jeder vierte Betroffene der Meinung, dass Stress den Tinnitus auslöst oder verstärkt.

Zusammengenommen könnte man sagen, einen lockeren Nacken und entspannte Kaumuskeln anzustreben, ist keine schlechte Idee, genauso wie Entspannungsverfahren, um mit dem Tinnitus fertigzuwerden.

Was hilft bei Tinnitus?

- **Kopfhaltung:** Beachten Sie die Hinweise über die Kopfhaltung und den Arbeitsplatz (s. S. 98, Abb. 28: »Ein gut eingerichteter Arbeitsplatz erlaubt bequemes Sitzen«), damit Ihre Muskulatur nicht ständig überlastet wird, eine Lockerung durch Übungen (siehe Teil II) und manuelle Behandlung (siehe Teil II) kann nur dann anhalten, wenn der Alltag nicht ständig neue Spannung erzeugt.
- **Selbstbehandlung:** Ergänzen Sie die Übungen mit manueller Selbstbehandlung, wenn das Üben allein keine zufriedenstellende Verbesserung bringt. Natürlich können Sie auch Unterstützung und Hilfe suchen bei einem Pohltherapeuten beziehungsweise einer Pohltherapeutin (siehe »Ausblick« am Ende des Buchs) oder andere körpertherapeutische Hilfe in Anspruch nehmen. Es ist unerheblich, ob es sich um Brummen oder Pfeifen handelt, der Tinnitus ständig oder nur ab und an zu hören ist – ein körpertherapeutischer Versuch lohnt allemal, insbesondere auch dann, wenn Sie weitere Beschwerden haben.
- **Hörgerät:** Falls Sie nicht gut hören, sollten Sie über ein Hörgerät mit Ihrem HNO-Arzt sprechen. Es gibt nahezu unsichtbare Geräte in sehr guter Qualität.
- **Selektiv hören:** Außerdem möchten wir eine Übung der HNO-Ärztin Christine Löber empfehlen (Löber und Grabbe 2021). Wir nennen sie »Selektives Hören«: Konzentrieren Sie sich auf das Geräusch in Ihrem Kopf, und hören Sie genau hin, um es zu beschreiben. Ist es ein Pfeifen wie ein Teekessel? Ein Brummen wie ein Motor und so weiter? Finden Sie Worte für Ihr Ohrgeräusch, die möglichst präzise ausdrücken, was Sie hören. Dann suchen Sie ein anderes Geräusch. Was hören Sie noch? Spielende Kinder? Den Kühlschrank? Vögel? Eine entfernte Straße? Wonach klingt das? Haben Sie es vorher auch gehört an diesem Ort? Woher kommt es? Dabei kann Ihr Gehirn lernen, dass der Tinnitus nur eines von vielen Geräuschen ist, die man ebenso in vermeintlicher Stille wahrnehmen kann. Je weniger aufmerksam wir für ein Geräusch sind, umso undeutlicher nehmen wir es wahr.
- **Kieferprobleme:** Kümmern Sie sich um Ihre Kiefer. Sie können

sich im Kapitel »Kieferbeschwerden durch Verspannungen« dazu einlesen. Überlegen Sie, ob Ihr Tinnitus in zeitlichem Zusammenhang mit einer Zahnprothese, einem zahnärztlichen Eingriff steht. Wenn Sie eine Beißschiene haben, tragen Sie diese. Im Kapitel über Kieferbeschwerden gibt es dazu weitere Hinweise (s. S. 83: »Kieferbeschwerden durch Verspannungen«).

- **Tinnitus-Apps:** Mittlerweile gibt es auch Apps für Menschen mit Tinnitus. Aussagen über deren Nutzen können wir nicht machen, probieren Sie es. Die Apps zielen darauf ab, das Gehirn zu trainieren, um das Ohrgeräusch herauszufiltern.

WISSENSBOX

Nackenmuskeln

Die Muskeln des Nackens und des Halses brauchen wir, um den Kopf zu drehen, zu neigen, zu strecken, zu beugen oder Kombinationen dieser Bewegungen vorzunehmen.

Meist unbewusst halten wir damit den Kopf in Balance zur Schwerkraft; wenn wir rennen, zum Beispiel, wird der ganze Körper durchgerüttelt, der Kopf kann jedoch ruhig gehalten werden. Der Kopf folgt unserer Blickrichtung, den Geräuschen, die wir hören. Wenn wir uns »etwas genauer anschauen« oder »hinhören«, fokussieren wir uns auch mit Kopfbewegungen. Es ist gar nicht leicht, mit den Augen nach rechts zu schauen, ohne den Kopf mitzubewegen. Haben Sie es probiert? Wenn ja, haben Sie festgestellt, dass es einer bewussten kleinen Anstrengung bedarf, das nicht zu tun.

Die Muskeln liegen in verschiedenen Schichten über- und nebeneinander, und zwar paarig, also auf jeder Seite einer. Manche sind kurz und verbinden den Hinterkopf mit erstem und zweitem Halswirbel, andere ziehen bis in die Brustwirbelsäule, die Schulterblätter und die Schlüsselbeine.

Wenn wir den Kopf vorbeugen, halten die Nackenmuskeln ihn stabil gegen die Schwerkraft. Sie drehen und neigen diesen auch. Beim Drehen und Neigen arbeiten zudem seitliche Halsmuskeln mit den hinteren zusammen.

Durch eine Arterie, die in der Halswirbelsäule verläuft, wird Blut ins Gehirn geleitet. Sind die Nackenmuskeln hart und fest, erzeugt das Druck,

sodass die Gefäße weniger Blut »durchbekommen«. Das kann sogar die Hirnleistungen negativ beeinflussen.
Verspannte Muskeln ziehen die Schultern nach oben. Macht man das ständig, bleiben sie dort, weil die Muskeln so fest werden, dass man sie allein durch den Willen gar nicht mehr lockern kann.

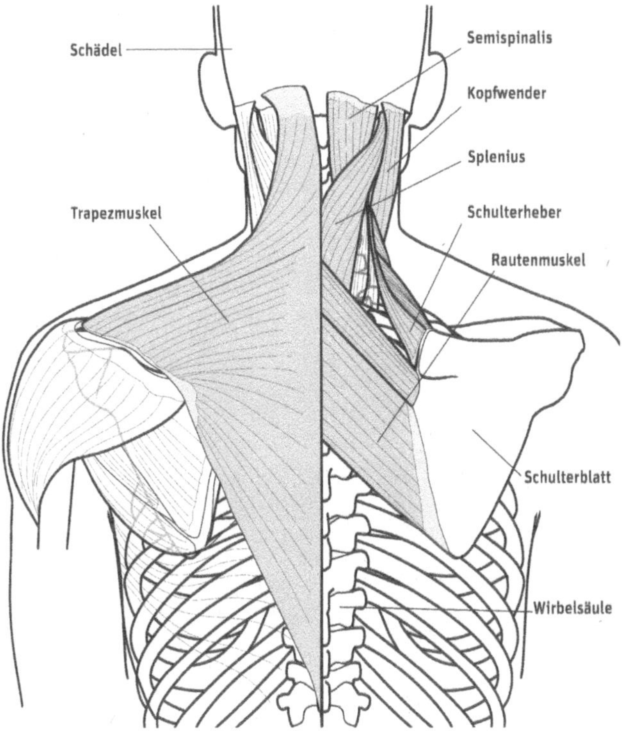

Abbildung 15: Hintere Nackenmuskeln
Die Abbildung zeigt einen Teil der Nackenmuskulatur. Die linke Seite zeigt die oberflächliche Schicht, die rechte die tiefere.

Die seitlichen Halsmuskeln können den Kopf zur Seite neigen, wenn sie nur auf einer Seite angespannt werden. Dann kommt das Ohr näher zur Schulter. Dafür muss die andere Halsseite sich lang machen können. Vermag sie es durch anhaltende Spannung nicht, kann man den Kopf schlechter neigen (oder nur unter Schmerzen).
Außerdem können wir in Zusammenarbeit der seitlichen Halsmuskeln mit

den hinteren Nackenmuskeln den Kopf zur Seite drehen, zum Beispiel, um auf der Autobahn die berühmte »Kopfwendung« zu machen.
Spannt man beide Halsseiten an, wird der Kopf nach vorn in die »Schildkrötenhaltung« gezogen. Manche sagen »Geierhals« dazu, was auch nicht wirklich charmant klingt. Neuerdings nennt man das *upper cross* und die Beschwerden, die durch diese Haltung verursacht werden, »Upper cross-« oder »Kreuzsyndrom«.

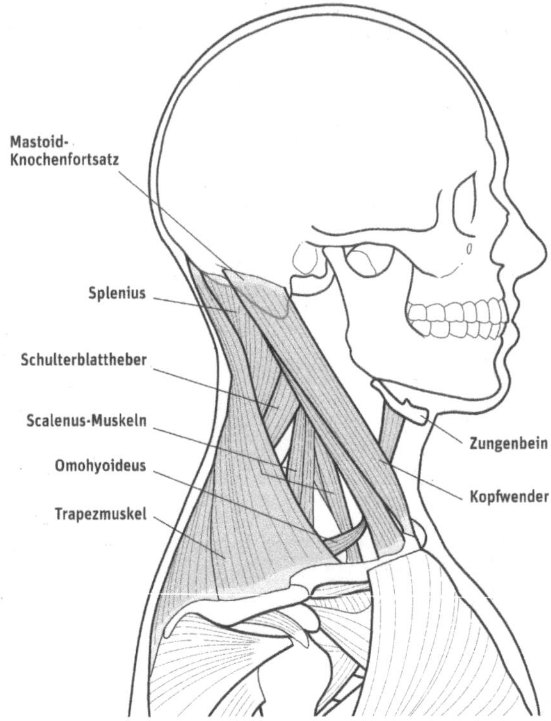

Abbildung 16: Seitliche Halsmuskeln

Fehlhaltungen des Kopfs

Verbringt man gewohnheitsmäßig – durch die Arbeit, den Sport oder einfach, weil die Muskeln schon so verkürzt sind – stundenlang täglich in einer Fehlhaltung des Kopfs, kann das negative Folgen haben: Verspannungen, Schmerzen, Einschränkungen der Beweglichkeit et cetera. Schauen Sie sich die Bilder an, und vergleichen Sie Ihre eigene Kopfhaltung damit.

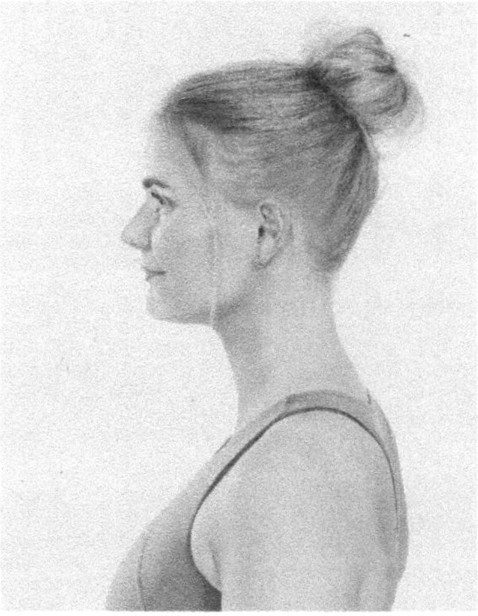

Abbildung 17: Normale Kopfhaltung

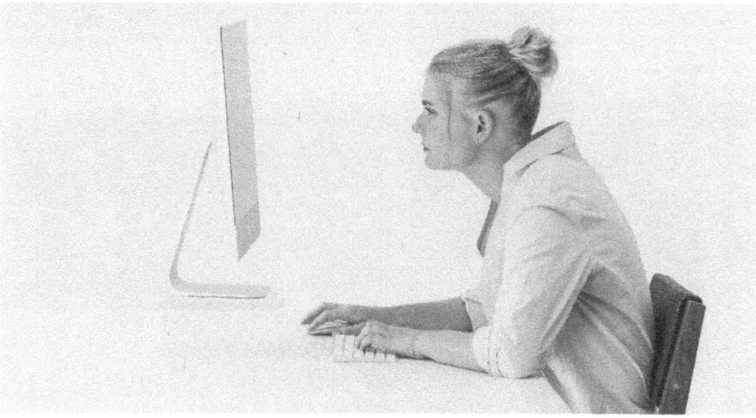

Abbildung 18: Vorgeschobener Kopf von der Seite

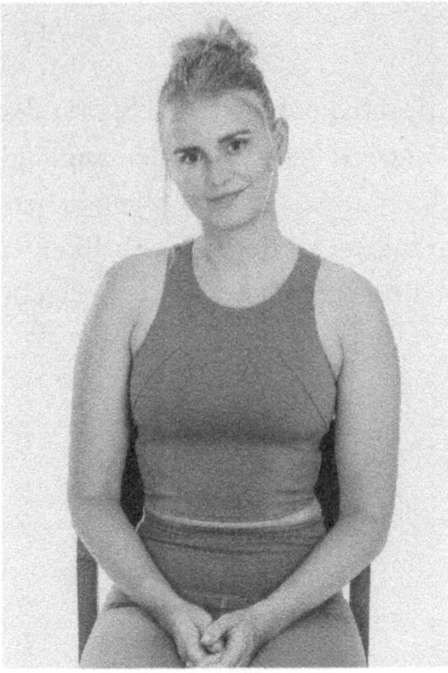

Abbildung 19: Der seitlich geneigte Kopf

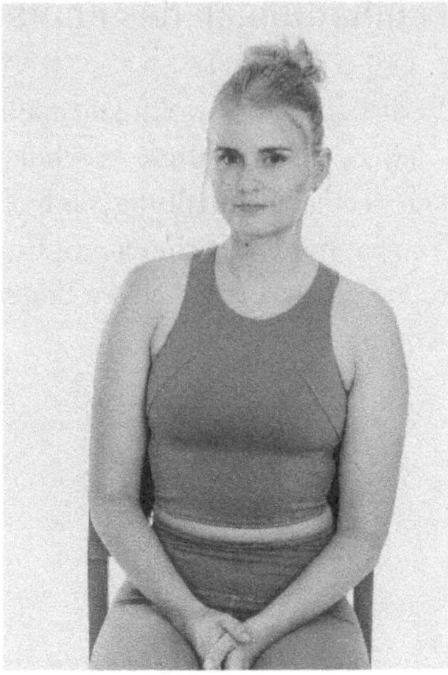

Abbildung 20: Der gedrehte Kopf

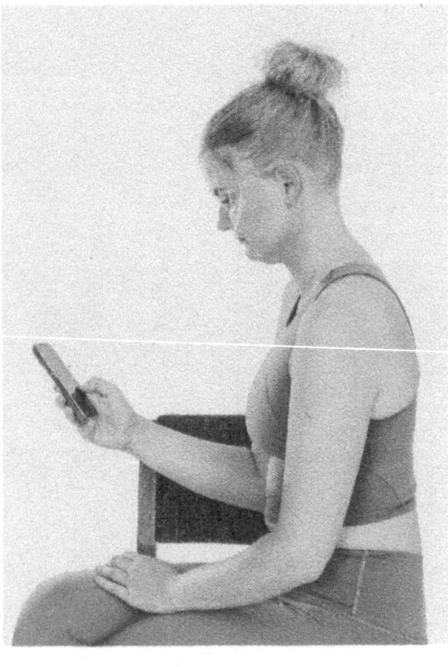

Abbildung 21: Der gebeugte Kopf

Die normale Kopfhaltung

Hier sind die Ohren in einer Linie zu den Schultern, der Nacken ist leicht gestreckt, die Halswirbelsäule darf und soll einen sanften Bogen machen. Kehlkopf und Kiefer sind entspannt. Das bedeutet, die Zahnreihen berühren sich nicht, die Zungenspitze ruht meist hinter den vorderen Zähnen des Oberkiefers. Je nach Ausformung der Kiefer und Zungengröße kann sie auch hinter den vorderen Zähnen des Unterkiefers liegen.

Der vorgeschobene Kopf

Der vorgeschobene Kopf ist wahrscheinlich die häufigste Dauerfehlhaltung des Kopfs. Wenn Sie das mal kurz extra machen, können Sie wahrscheinlich feststellen, dass

- Sie automatisch in den Rundrücken gehen,
- schlechter atmen können,
- Ihre Stimme sich sogar etwas verändert,
- das Schlucken schwerer ist und
- die Kopfdrehung schlechter geht.

Grund genug, etwas dagegen zu unternehmen. Unser Basis-Programm hilft bei der Aufrichtung des Kopfs und gegen den Rundrücken, zusätzlich sollten Sie die Nackenmuskeln mit dem Extra »Lockerer Nacken« entspannen (siehe Teil II). Im Alltag ist es gut, öfter mal den Kopf willentlich vorzuschieben, um ihn anschließend wieder nach hinten zu ziehen. Das schafft Körperbewusstsein für die Kopfposition.

Der seitlich geneigte Kopf

Manche Menschen halten ihren Kopf ständig zu einer Seite geneigt. Das kann Folge einer Beckenschiefhaltung sein, indem der Kopf dies ausgleicht. Beckenschiefhaltungen kommen oft zustande, weil

- die Beine mehr oder weniger ständig übereinandergeschlagen werden oder
- man einen Beruf ausübt, in dem man ständig verdreht sitzt oder steht.

Die Haltung verspannt die seitlichen Halsmuskeln, eine Seite ist aktiv, die andere gleicht gegen die Schwerkraft aus.
Die Haltung macht auch den Augenmuskeln zu schaffen, denn sie müssen sich auf die schiefe Blickachse einstellen. Das Basis-Programm hilft Ihnen, mehr in die Mitte zu kommen. Die Übung »Doppelkinn« entspannt die seitlichen Halsmuskeln, und die »Augenübung« hilft, die Blickachse zu verbessern.

Der gedrehte Kopf

Die Gewohnheit, den Kopf zu einer Seite zu verdrehen und diesen Zustand dann beizubehalten, auch wenn man nach vorn schaut, ist den meisten nicht bewusst. Sie können die Haltung bei sich selbst erkennen, wenn Sie im Spiegel von einem Ohr mehr sehen als vom anderen. Durch die ständige Drehung müssen die Augenmuskeln etwas zur anderen Seite blicken, wenn Sie nach vorn schauen wollen.
Manchmal entsteht diese Fehlhaltung, weil man auf einem Auge viel besser sieht oder auf einem Ohr viel besser hört und automatisch diese Seite nach vorn dreht, um mehr »mitzubekommen«. Dabei verspannen Hals- und Nackenmuskeln. Und da der Mensch in der Regel nicht nur den Kopf, sondern gleich den Oberkörper leicht mitverdreht, kann das eine Reihe von Beschwerden nach sich ziehen. Habituell verdrehte Köpfe gewöhnt man sich auch an, wenn

- man einen Beruf hat, bei dem hauptsächlich Gespräche geführt werden und man mit dem Klienten übereck sitzt (wie viele Psychotherapeuten, Coaches oder Personaler es machen),
- der Computer oder andere Objekte, mit denen man sich tagein, tagaus stundenlang beschäftigt, nicht vor, sondern neben dem Gesicht platziert sind,
- man am Fließband arbeitet. (Eine Patientin mit Nackenbeschwer-

den und einer steifen Schulter sprach darüber mit der Vorarbeiterin, und es stellte sich heraus, dass es den Kolleginnen ähnlich ging. Die Damen vereinbarten, täglich die Fließbandseite miteinander zu tauschen, um die einseitige Belastung abzustellen.)

Ist einem das auf der Arbeit zur notwendigen Gewohnheit geworden, behält man es auch gern außerhalb bei und setzt sich zu Hause so vor den PC oder den Fernseher wie im Büro, stellt sich im Chor so, dass man den Kopf zur Leitung genauso drehen muss wie zu seinen Klienten, setzt sich so zu Mann oder Frau an den Tisch, dass es einem »bequem« ist – und so weiter. Die verkürzten Muskeln erlauben schließlich die Drehung nur noch nach einer Seite und im Auto ist der Mensch froh, dass die Technik ihm auch beim Einparken keine Kopfdrehung zur »falschen« Seite abverlangt.
Dagegen hilft Aufmerksamkeit für die Gegebenheiten des Alltags, vor allem bei der Arbeit, und zu ändern, was möglich ist (siehe unsere »Tipps für einen nackenfreundlichen Alltag«, die nach dem nächsten Abschnitt folgen). Was nicht änderbar ist, verlangt nach Ausgleich durch Bewegungen und Übungen, wie sie im Basis-Programm und im Extra »Lockerer Nacken« gezeigt werden.

Der gebeugte Kopf

Niemand beugt den Kopf 24 Stunden am Tag nach vorn, manche machen es aber tatsächlich zwanzig Stunden lang. Sie arbeiten acht Stunden lang so, in der U-Bahn auf dem Weg wird am Handy gedaddelt. Zu Hause sitzt man am Laptop, liest ein Buch oder macht auf dem Sofa mit dem Smartphone weiter. Beim Kochen schaut man auf die Arbeitsfläche und in die Töpfe, beim Essen auf den Teller – und so fort.
Wenn man dann auch noch zusammengerollt wie ein Embryo schläft, kommt man durchaus auf zwanzig Stunden. Wir glauben, dass die meisten Hälse damit zurechtkommen, den Kopf viel zu beugen, aber nicht zwanzig Stunden täglich. Solange Sie keine Probleme mit Hals und Nacken haben, machen Sie jedoch getrost so weiter. Wenn doch, wissen Sie, woher das kommen kann.

Alle diejenigen, die mit den Händen arbeiten, neigen den Kopf. Das müssen sie auch, damit sie sehen, was sie tun. Unerheblich, ob Sie Gold schmieden, Nägel schön machen oder jemandem einen Bypass einsetzen, Sie brauchen einen Ausgleich dazu. Das können Übungen sein oder passende Hobbys.

Das stundenlange Korrigieren von Heften bei Lehrkräften, die Arbeit von Fußpflegerinnen, Masseuren und Körpertherapeutinnen, Friseuren, Köchen, Goldschmiedinnen, Zahntechnikern, Konditoren, alle schauen mehr oder weniger ständig nach unten. Und sicher gibt es noch mehr Berufe, die das mit sich bringen. Das lässt sich zwar nicht wirklich ändern, Sie können aber einen Ausgleich der Belastung in der Freizeit schaffen. Joggen, Yoga, Körperübungen helfen Ihnen, die Muskulatur zu entspannen. Stundenlanger Handygebrauch weniger.

Tipps für den nackenfreundlichen Alltag

Bewegen

Bewegen Sie Kopf und Nacken möglichst viel. Machen Sie bei längeren Autofahrten, PC- und Handarbeiten, an Arbeitstisch und Werkbank sowie beim Lesen immer wieder Mini-Bewegungspausen, in denen Sie den Kopf drehen, neigen, beugen.

Bewegen Sie Ihre Augen. PC, Handy und Fernseher sorgen dafür, dass wir im Wesentlichen lediglich geradeaus schauen. Die Folge davon ist, dass die Augen sich nur wenig bewegen. Das ist nicht gut für den Nacken, denn er reagiert mit, wenn wir die Augen bewegen, und das tut ihm gut.

Sorgen Sie für Ausgleich nach besonderen Belastungen. Machen Sie nach der Zahnarztbehandlung, einer Radtour oder nach dem Anstrich der Zimmerdecke das Extra »Lockerer Nacken« zum Ausgleich, das mindert den sonst unweigerlich folgenden »Nackenkater«.

Unterwegs

Stellen Sie im Auto den Sitz so ein, dass Sie nicht mit dem Po viel tiefer sitzen als mit den Beinen. Sie müssen sonst automatisch den Rücken rund machen und den Kopf vorschieben, um geradeaus schauen zu können.
Motorradfahren erfordert, dass der Kopf gegen den Fahrtwind stabilisiert werden muss; das kann die Halsmuskeln stressen und überlasten. Prüfen Sie, ob ein anderer Helm besser ist, und machen Sie fleißig die Übungen im Extra »Lockerer Nacken«.
An unsere Leserinnen: Bitte tragen Sie unterwegs nur das Notwendige. Mit einer schweren Schultertasche ziehen Sie automatisch die Schulter nach oben und sorgen für Schmerzen im Nacken und in der Schulter. Cross-Body-Taschen, etwas kleiner im Format, reichen meist aus. Je größer die Tasche, umso mehr nimmt man mit; das meiste braucht man gar nicht. Wasser, was so in Mode gekommen ist, mit sich herumzutragen, brauchen Sie nie, es gibt überall Wasser. Unser Leitungswasser ist – nebenbei bemerkt – ein sehr dicht überwachtes Lebensmittel und gut trinkbar.

Gespräche und Sitzungen

Wenn Sie öfter in der Runde sitzen oder stehen – im Gesprächskreis, bei der Fortbildung, im Chor oder in der Schule –, wechseln Sie möglichst hin und wieder den Platz, sonst schauen Sie immer zur gleichen Seite.
Falls Sie mit Ihren Klienten in Gespräch oder Therapie immer übereck sitzen, weil Sie das so gelernt haben: Ändern Sie es. Auch wenn man sich gegenübersitzt, kann man Blickkontakt suchen oder meiden. Es tut Ihren Gesprächspartnern ebenfalls besser, eine Stunde lang überwiegend nach vorn zu sehen statt immer zur selben Seite.
Achten Sie auf Ihre Sitzhaltung, und schlagen Sie nicht Ihre Beine übereinander. Weitere Tipps finden Sie im Abschnitt »Locker durch den Tag …« (s. S. 93).

Büro und Technik

Richten Sie sich den Arbeitsplatz so ein, dass er zu Ihnen passt, etwa wie im Abschnitt »Locker durch den Tag …« beschrieben. Meist kann man mehr verändern, als man denkt, und schon kleine Änderungen können viel Nutzen bringen.

Wenn Sie einen Laptop benutzen, schaffen Sie sich einen externen Monitor an. Niemand kann auf die Dauer am Laptop arbeiten, ohne Beschwerden mit dem Nacken zu bekommen. Für das Tablet benutzen Sie mindestens einen Ständer, damit es nicht waagerecht vor Ihnen auf dem Tisch liegt.

Unterbrechen Sie lange Arbeit am PC durch Bewegungspausen für den Nacken, beispielsweise mit den in Teil II beschriebenen Übungen. Schon der »Tür-Move« oder die Übung »Neigen und drehen« lassen Sie wieder frisch ans Werk gehen und sorgen dafür, dass Sie am Feierabend keinen Nackenärger haben und Ihre Freizeit ohne Schmerzen genießen können.

Wenn Sie viel telefonieren: bitte mit Headset oder dem Computer, keinesfalls den Hörer einklemmen zwischen Ohr und Schulter, um die Hände zum Schreiben frei zu haben. Besitzen Sie das nicht, kaufen Sie es, ein Headset ist nicht teuer. Notfalls schalten Sie das Mikrofon am Telefon laut und legen es hin.

Je höher am Körper Sie das Handy halten, umso weniger krumm machen Sie sich dafür. Nutzen Sie, wenn immer möglich, einen Handyständer. Legen Sie nie Ihr Handy auf die Oberschenkel ab, um es zu benutzen, besser halten Sie es vor der Brust. Vielleicht können Sie es auch öfter mal wegpacken oder -legen. Das kann Stress mindern.

Verzichten Sie auf eine Gleitsichtbrille: Sie ist so konzipiert, dass nur der untere Teil der Gläser für die Nahsicht am PC und beim Lesen gedacht sind. Das bedeutet, automatisch hebt man den Kopf an, um das Sichtfeld zu vergrößern und geradeaus schauen zu können, und bringt den Kopf in eine »Schildkrötenhaltung«. Schaffen Sie sich lieber eine Arbeitsplatz- oder eine reine Lesebrille an.

Sport

Wenn Sie brustschwimmen, ist das wunderbar, weil Sie sich bewegen. Tauchen Sie das Gesicht ein, und tragen Sie eine Schwimmbrille, dann freut sich der Nacken. Wenn Sie verschiedene Schwimmarten beherrschen, wechseln Sie ab. Machen Sie vor dem Schwimmen ruhig ein paar Schulterschwünge mit dem Gurt oder auch ohne, das bereitet die Muskeln vor (siehe die »Schulter-Gurtübung« in Teil II).

Rennrad- und langes Radfahren mit niedrigem Lenker verursachen Anspannung im Nacken. Das lässt sich nicht wegdiskutieren. Machen Sie danach Übungen zum Ausgleich dazu. Auf gemütlichen Touren kann man auch immer wieder den Kopf neigen und drehen, um den Nacken mehr zu bewegen und Verspannungen zu verhindern. Ein Helm soll gut sitzen und nicht zu locker sein, aber achten Sie darauf, dass die Helmgurte nicht zu viel Druck auf Ihre Wangen ausüben, das kann sonst Triggerpunkte in Ihren Kaumuskeln aktivieren.

Wenn Sie mit den Händen arbeiten und Nackenschmerzen haben, die Ihnen in die Arme und Hände ziehen, ist Ihr Mountainbike mit nach vorn gehaltenen Armen und angestrengtem Nacken nicht die ideale Freizeitbeschäftigung. Yoga, Schwimmen oder Laufen wären besser.

Wandern ist eine wunderbare Sache: den Blick schweifen lassen in die Landschaft, auf unterschiedlichen Untergründen gehen, frische Luft atmen. Wenn Sie einen Rucksack tragen, achten Sie darauf, dass er gut zu Ihnen passt, und machen Sie ihn nicht zu schwer. Bei Hüttentouren benutzen Sie einen mit Beckengurt, so entlasten Sie die Schultern.

Joggen ist gut für den Nacken, aber nur, wenn Sie nicht die ganze Zeit auf Ihre Füße schauen, sondern eher 10 Meter nach vorn und in Ihre Umgebung.

Wenn Sie Nackenschmerzen haben, sollten Sie Kraftsport nur unter Anleitung eines wirklich erfahrenen Trainers machen und ausprobieren, ob Ihre Beschwerden sich dadurch verschlechtern. Wenn ja, ändern Sie Ihr Training.

Zu Hause

Wenn Sie stricken oder andere Handarbeit machen, probieren Sie aus, ob Sie wirklich die ganze Zeit hinschauen müssen. Lassen Sie den Blick umherwandern, und prüfen Sie, ob Sie Ihre Unterarme auflegen können. Das entlastet die Muskulatur.
Achten Sie beim Fernsehen darauf, dass Sie mittig vor dem Apparat sitzen. Sonst drehen Sie den Kopf und halten ihn wer weiß wie lange in dieser Position. Gehen Sie ins Bett, wenn Sie müde sind, und vermeiden Sie, vor dem Fernseher einzuschlafen.
Wenn Sie kochen, achten Sie darauf, dass Ihre Arbeitshöhe so ist, dass Sie nicht die Schultern dabei hochziehen müssen (weil die Platte zu hoch ist) oder sich zu sehr nach vorn beugen müssen (weil die Platte zu niedrig ist).
Fernsehen, lesen, Tablet benutzen in Seitlage mit aufgestütztem Kopf ist absolut tabu. Das können Sie wirklich mit nichts ausgleichen.

Schlaf

Eigentlich sind wir dafür, dass jeder schlafen kann, wie es ihm gefällt. Eine Ausnahme gibt es: Versuchen Sie bei Nackenschmerzen, *nicht* auf dem Bauch zu schlafen, denn Sie müssen dabei den Kopf zu einer Seite drehen, und das belastet die seitlichen Halsmuskeln besonders.
Schlafen Sie nicht auf dem Rücken ohne Kissen, wenn sich das nicht wirklich bequem anfühlt. Sie verspannen dabei die hinteren Nackenmuskeln. Probieren Sie aus, wie hoch das Kissen sein muss, damit es sich bequem anfühlt. Wenn alles locker geworden ist, Sie eine ziemlich weiche Matratze haben und es Ihnen wirklich bequem ist, können Sie schließlich auch ein ganz flaches Kissen benutzen.
Wenn Sie Seitenschläfer oder -schläferin sind: Unterstützen Sie Ihren Kopf, damit der Höhenunterschied zwischen Kopf und Matratze ausgeglichen wird, ein Nackenstützkissen kann hier wirklich hilfreich sein.

Kieferbeschwerden durch Verspannungen

Durch chronisch angespannte Kiefermuskeln können Beschwerden entstehen. Diese betreffen sowohl die Muskeln selbst als auch die Zähne, die einem zu großen Druck ausgesetzt sind.

Kai

Der 48-jährige Kai kommt in die Praxis, und er trägt unter der Daunenjacke lediglich ein T-Shirt, obwohl es draußen kühl ist. Er hat einen Job im mittleren Management und treibt intensiv Sport. Weil er nachts mit den Zähnen knirscht, hat er auch eine Beißschiene, die vierte, wie er sagt, weil er die anderen schon durchgebissen hat.

Seine Kopfbewegung ist eingeschränkt. Immer wieder wacht er morgens mit »total steifem Hals« auf. Wegen Überempfindlichkeit am Hals kann er weder Krawatten noch Rollkragenpulli tragen, weil sie das Gefühl der Einschnürung noch verstärken.

Kai ist als Patient recht typisch: Viel Stress im Job, und sogar beim Sport setzt er sich unter Druck, hat er Ziele, die er erreichen will. Es ist kein Wunder, dass er nachts mit den Zähnen knirscht und morgens mit »ganz kaltem Gesicht« aufwacht. Seine Atmung ist eingeschränkt, auch durch die vielen Sit-ups, die er macht, schließlich will er nicht eine »Plauze« bekommen wie so manche Kollegen, die ihr Sixpack unter »Coming soon« subsumieren.

Es ist schwer, ihn von seinem intensiven Sportprogramm abzubringen, die Wirkung von leichten Übungen wie dem Basis-Programm kann er zunächst nicht feststellen. Er lässt sich jedoch auf einen Versuch ein, denn er würde gern wieder mit Rollis und Schlipsen auftreten, und »Alternativen hat er keine mehr«, wie er sagt.

Seine Geschichte illustriert den Zusammenhang zwischen Hals-, Kiefer- und Nackenbeschwerden deutlich. Bei ihm war alles ringsum verspannt – die Kau- und Nackenmuskeln sowie der ganze vordere Hals –, die Atmung beeinträchtigt durch die ständige Überforderung und die Gewohnheit, obligatorisch den Bauch einzuziehen. Nachts reagierten dann seine Kaumuskeln auf den ganzen Stress und seine Anstrengung durchzuhalten.

Viele Menschen spannen unter Druck ständig die Kaumuskeln an. Das kann man sogar als Außenstehender sehen, wenn sich bei den Betreffenden in den Wangen oder Schläfen der Muskel abarbeitet, ohne dass sie etwas kauen. Zähne und Kaumuskeln sind aber nicht dafür konzipiert, ständig aufeinandergepresst zu werden: Im Ruhezustand berühren sich die Zahnreihen gar nicht.
Knirscht und beißt man nachts, wird oft auch noch der Kopf nach hinten gelegt, sodass die Nackenmuskeln steinhart davon werden. Die meisten haben deswegen auch einen verspannten Nacken mit Schmerzen und anderen Beschwerden wie Schwindel und Tinnitus. Natürlich sorgt das Pressen auch für Schäden am Gebiss und kann Zahnschmerzen verursachen.
Bei der chronisch mandibulären Dysfunktion (CMD) sind die Kaumuskeln so verspannt, dass der Kiefer nicht mehr richtig geöffnet werden kann (lat. *mandibula* [Kinn, Kinnlade]). Das kann so weit gehen, dass manche nur mit Brei vorliebnehmen müssen.
Wenn Sie unter folgenden Symptomen leiden, können verspannte Kaumuskeln das verursacht haben:

- Spannungsgefühle und Gesichtsschmerzen, vor allem nach dem Aufwachen morgens,
- Zahnschmerzen, obwohl die Zähne nicht krank sind,
- Schläfen- oder andere Kopfschmerzen,
- eingeschränkte Mundöffnung,
- Schwindel, Tinnitus und Ohrschmerzen sowie Hörstörungen ohne HNO-Befund,
- Schluckbeschwerden und Kloß im Hals sowie
- Nackenschmerzen.

WISSENSBOX

Kiefer

Der Unterkiefer (Mandibula) ist ein schmaler Knochenbogen, den wir in der Mitte als Kinn ertasten. Auf jeder Seite endet er mit einem Kiefergelenk, das mit dem Oberkiefer gebildet wird. Die beiden Gelenke liegen direkt vor den Ohren. Wenn Sie die Finger in die Ohren stecken und den Mund öffnen, spüren Sie die Bewegung. Bei der Öffnung bewegt sich der Unterkiefer nach unten.

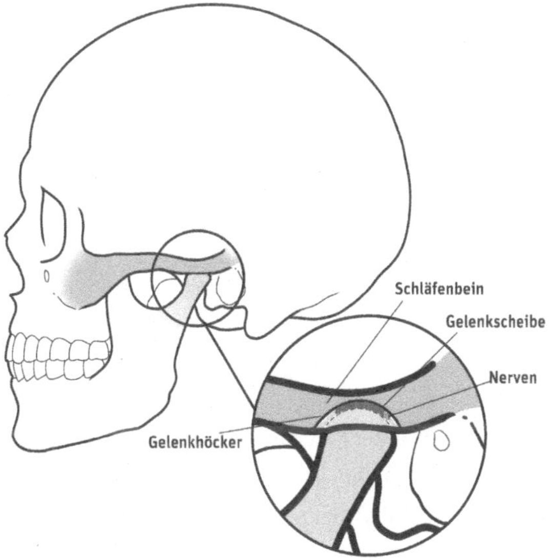

Abbildung 22: Schädel und Kiefergelenk

Beide Gelenkflächen sind mit Knorpel überzogen. Zusätzlich liegt zwischen ihnen ein Polster, nämlich die Gelenkscheibe (Diskus). Sie dient als Puffer und ist in ein elastisches Fasergewebe eingebettet, auf dem sie beim Kauen oder Sprechen vor- und zurückgleiten kann.

Das Kiefergelenk wird von einer Kapsel umhüllt, die aus elastischen Fasern, Bindegewebszügen und Bändern besteht. Bänder verbinden das Gelenk mit dem Schädel, dem Unterkiefer und den Faszien der Kaumuskeln. Im Idealfall liegen beide Kiefergelenksköpfchen zentral in den Gelenkpfannen, sodass die Gelenke symmetrisch sind und die Kaumuskulatur auf beiden Seiten die gleiche Spannung und Länge hat.

Die Schließer werden oft als »Kaumuskeln« bezeichnet:

- beidseits Masseter-Muskel und
- Schläfenmuskel,
- auf jeder Seite zwei Flügelmuskeln.

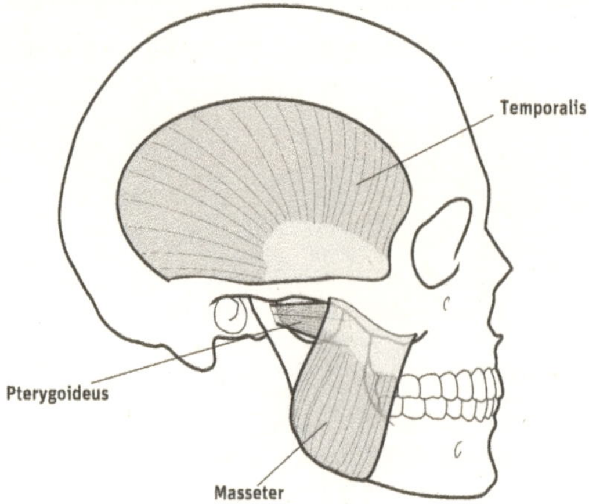

Abbildung 23: Kiefer mit Kaumuskeln

Der Hauptschließer ist der Masseter-Muskel, der für seine geringe Größe eine große Kraft hat. Mit ihm kauen wir und beißen ab. Der Schläfenmuskel (Musculus temporalis), der sich an den Schläfen bis hinter die Ohren auffächert, kann schließen oder den Unterkiefer vor- und zurückziehen. Er sorgt dafür, dass der Unterkiefer in die richtige Position für das Kauen gebracht wird. Wenn Sie die Zähne zusammenbeißen, können Sie die Aktivität der Muskeln (Anspannung) mit den Fingern ertasten (in den Wangen und an den Schläfen).

Beißt man nachts (oder am Tag) gewohnheitsmäßig häufig die Zähne zusammen, belastet man hauptsächlich die Masseter-Muskeln. Beim Knirschen oder wenn der Biss nicht stimmt, werden die Schläfenmuskeln besonders belastet. Die Flügelmuskeln unterstützen das Schließen und können den Kiefer zur Seite ziehen, was beim Kauen wichtig ist.

Geöffnet wird der Kiefer über Muskeln, die am Mundboden verlaufen, sie verbinden den Unterkiefer mit Zungenbein und Kehlkopf.

Wie tragen verspannte Kaumuskeln zum Kloß im Hals bei?

Haben wir Schließer in Dauerspannung, müssen die Muskeln, die ihn öffnen wollen, gegen die kräftigen Schließer arbeiten. Also beim Gähnen, Lachen, Sprechen sowie beim Essen und Trinken. Das kann die Mundöffner auf die Dauer überlasten und so das Kloßgefühl im Bereich des oberen Halses erzeugen.

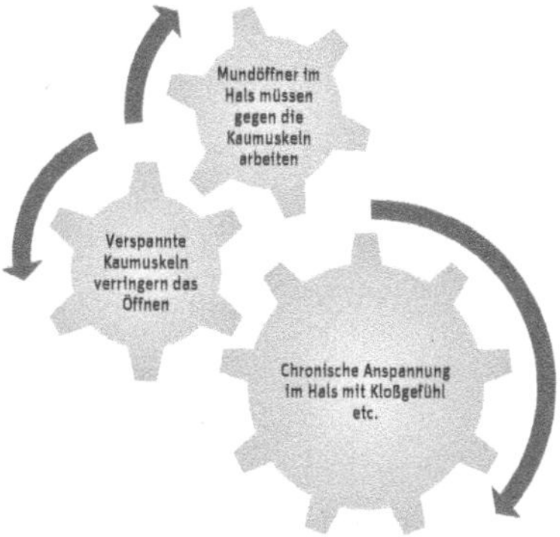

Was knackt in meinem Kiefer?

Viele Menschen kennen das: Es knackt, wenn sie den Mund öffnen oder den Unterkiefer seitlich verschieben. Bei nicht wenigen knackt es auch oder nur beim Gähnen. Gründe für dieses Geräusch, das manche Patienten verunsichert, sind die folgenden:

- Immer wenn wir die Kiefer bewegen, also beim Gähnen, Kauen und so weiter, bewegen sich die Kiefergelenksköpfchen vor und zurück oder seitlich. Diese Bewegungen werden vom Diskus begleitet. Rutscht der Diskus verzögert zur Bewegung, kann ein Knacken entstehen. Dieses Knackgeräusch entsteht hauptsächlich bei schnellen Bewegungen, bei langsamen hört man es nicht.
- Beißt man nachts oder knirscht man mit den Zähnen, kann die Knorpelscheibe zwischen Ober- und Unterkiefer während des Schlafs verrutschen. Wenn der Mund dann zum ersten Mal geöff-

net wird, rutscht die Knorpelscheibe wieder an ihre eigentliche Position zurück, was ein Knackgeräusch zur Folge hat.

- Sind die Kaumuskeln auf einer Seite verkürzt und angespannter als auf der anderen Seite, kann ein einseitiges Knacken entstehen. Denn in diesem Fall sind die Positionen der Gelenkköpfchen und damit auch der Gelenkscheiben auf beiden Seiten ungleich.
- Bei anhaltender Kieferverspannung kann der Diskus auch ganz verrutscht sein, das erzeugt eher ein Reibegeräusch. In diesem Fall reibt dann der Gelenkkopf auf der Gelenkpfanne, weil der Puffer dazwischen fehlt. Dies ist ein Alarmzeichen dafür, dass die Strukturen überlastet sind.

Wichtig zu wissen: Man selbst hört die Geräusche aus dem Kiefer wesentlich lauter als die Umgebung. Das liegt daran, dass die Gelenke so nah am Ohr liegen, sodass wir sie quasi wie durch Ohrhörer wahrnehmen.

Tipps für lockere Kaumuskeln

Zahnärztliche Begleitung

Spezialisierte Zahnärzte können feststellen, ob unpassender Zahnersatz oder Füllungen die Ursache für Ihre verspannten Kiefer sind. Eine gute Anlaufstelle sind Praxen, die Mitglied sind bei ICCMO. Die ICCMO (International College of Cranio-Mandibular Orthopedics) ist ein Zusammenschluss von Therapeuten, die es sich zur Aufgabe gemacht haben, eine bessere Versorgung von Patientinnen und Patienten mit CMD zu erreichen. Sie finden ein Mitgliederverzeichnis unter www.iccmo.de.
Wenn Sie eine Beißschiene bekommen haben (es gibt verschiedene), sollten Sie sie auch tragen. Falls Sie Ihnen unangenehm ist, sprechen Sie mit Ihrem Zahnarzt oder Ihrer Zahnärztin darüber, und suchen Sie nach Lösungen.

Stressverarbeitung

Da Kaumuskeln besonders auf Stress reagieren, ist die Stressverarbeitung und Entspannung sehr wichtig. Deswegen kommt Yoga und anderen Entspannungstechniken besondere Bedeutung zu. Probieren Sie aus, welches Verfahren Ihnen hilft, und haben Sie Geduld mit sich. Auch Entspannen ist Übungssache.

Alltag

- Verzichten Sie auf ständiges Kaugummikauen, es kann die Kiefermuskeln überlasten.
- Gewöhnen Sie sich an, die Übungen für die Kaumuskeln regelmäßig zu machen, und sorgen Sie für eine bessere Kopfhaltung durch die Übungen des Basis-Programms.
- Richten Sie Ihren Computerarbeitsplatz so ein, dass Sie den Kopf möglichst aufrecht halten können.
- Vermeiden Sie es, den Kopf mit der Hand im Sitzen abzustützen, zum Beispiel am PC: indem mit der einen Hand die Maus bedient wird und die andere Hand den Kopf stützt. Sie verschieben dabei den Kiefer und sorgen unbewusst für Spannungen der Muskulatur.

Manchmal entsteht ein CMD auch nach einem Autounfall oder anderen Unfällen mit Beteiligung von Kopf und Nacken. Dann sollten Sie sich Hilfe holen, damit der ganze Bereich unter Einbeziehung von Hals, Nacken, Kopf und Kiefer behandelt werden kann.

Bewegung, Anspannung, Entspannung

Wir bewegen uns ständig auf dem Kontinuum zwischen Spannung und Entspannung. Wir spannen uns an, wenn wir etwas leisten wollen, und entspannen uns beim Kuscheln.
Die Anspannung ist nicht nur in der Muskulatur spürbar, sondern auch im Körper messbar: Blutdruck und Puls erhöhen sich, Hormone werden ausgeschüttet, der Blutzuckerspiegel wird erhöht. Alles dient dazu, dem Körper Energie bereitzustellen, damit er eine Situation bewältigen kann, die seine Kräfte fordert. Das ist gesund, und es ist so lange kein Problem, wie wir uns nach einer Anspannung auch wieder entspannen und locker werden. Bewegung und Sport helfen uns dabei, denn die bereitgestellte Energie wird verbraucht, sodass der Körper in den entspannten Zustand zurückkehren kann.

Daueranspannungen erkennen und verändern

Es gibt viele Gründe für Daueranspannungen in Muskeln und Bindegewebe. Äußere wie innere Faktoren können eine Rolle spielen.
Nach belastenden Lebenserfahrungen, Unfällen oder Verletzungen stellen sich oft unmerkliche Dauerkontraktionen ein, die zu Bewegungseinschränkungen und Verspannungen führen. Unbewusste Gewohnheiten, wie den Kopf aufzustützen oder die Beine übereinanderzuschlagen, führen ebenfalls dazu, außerdem Bewegungsmangel und Stress.
Stress ist einer der Hauptgründe für muskuläre Anspannung. Jeder hat im Stress sein eigenes Muster, einiges ist jedoch weit verbreitet:

- Viele ziehen bei Stress die Schultern hoch, sodass sie einen verspannten Nacken mit Kopfschmerz und/oder Schwindel davon bekommen.

- Andere spannen die Kehlkopf- und Halsmuskulatur an und bekommen davon das Gefühl, einen Kloß im Hals zu haben.
- Manche beißen die Zähne zusammen, und das kann Gesichts-, Zahn- und Schläfenkopfschmerz auslösen.
- Sehr viele Menschen ziehen mehr oder weniger ständig den Bauch ein, was die Atmung behindert, oder sie verspannen die Rückenmuskeln, bis sie hart und fest werden, was ebenfalls die Atmung stört.

Es hilft, sich die eigenen Muster bewusst zu machen, sie dann absichtlich zu verstärken, um danach loszulassen.

Die Bedeutung von Bewegung und Sport

Genau wie eine dauerhafte Überlastung der Muskulatur Dauerkontraktionen erzeugen kann, sorgt auch zu wenig Bewegung oft für Probleme: Die Durchblutung nimmt ab, die Faszien (Bindegewebe) »verfilzen« (siehe »Die Bindegewebsbehandlung« am Anfang von Teil II) und verlieren ihre Fähigkeit zum Gleiten. Die Muskeln kommen aus der Übung, wir werden steif, und die Kraft nimmt deutlich ab.
Die Durchblutung des Körpers verbessert sich durch Sport. Blut bedeutet Leben für all unsere Zellen, egal, ob es die kleinen grauen im Hirn sind oder diejenigen, die fremde Keime auffressen und so unsere Abwehr von Krankheiten sicherstellen. Hirn, innere Organe, Muskeln, die Haut, die Knochen, alles will versorgt werden mit Nährstoffen und Sauerstoff. Und eine verbesserte Durchblutung bedeutet nicht nur Versorgung, sondern auch den Abtransport, die Entsorgung von den Abfallprodukten unseres Stoffwechsels. Den Effekt auf die Durchblutung durch Bewegung können wir sofort spüren: Uns wird warm, Atmung und Puls steigern sich. Auf die Dauer bilden sich neue Gefäße in unseren Muskeln. (Ja, das kann der Körper tatsächlich!)
Schließlich sorgt regelmäßige Bewegung für gute Laune, kurbelt den Stoffwechsel an, beugt Depressionen, Adipositas, Kreislauferkrankungen und Krebs vor, schützt vor Arthrose und steigert die Libido.

Sogar »Zivilisationskrankheiten« wie Diabetes und hoher Blutdruck können sich deutlich verbessern oder verschwinden mit Sport.

Keine Zeit für Bewegung und Ausgleich?

Viele unserer Patienten sind so im täglichen *struggle for life* verhaftet, dass Bewegung und Sport, der Ausgleich zum Stress, zu kurz kommen. Rainer ist ein typischer solcher Patient.

Rainer

Rainer (56) hat eine Skoliose. Sein Job ist anstrengend. In der Freizeit kümmert er sich um Familie und Haus, für Sport hat er wenig Zeit. Sonntags geht er mit seiner Frau spazieren, danach hat er aber meist Schmerzen im Bein. Übungen macht er trotzdem kaum. Er hat sich vorgenommen, mehr auf seine Gesundheit zu achten, deswegen hat er sich einen Schrittzähler ans Handgelenk gebunden. »Eigentlich« würde er auch gern joggen gehen, aber die Angst vor Beinschmerzen und der Gedanke, dass er erst mal 10 Kilo »runterbekommen« müsste, halten ihn davon ab.

Rainer befindet sich in einem schlechten Kreislauf. Er weiß, er müsste etwas tun, aber die »Umstände« halten ihn davon ab. Er baut sich Hürden auf und schiebt seine Beschwerden aufs »Alter« und die Skoliose. Er sagt Sätze wie: »Ich bin ja nicht mehr der Jüngste, da ist es normal, dass sich Wehwehchen einstellen.«

Er hat recht damit, dass er an seiner Skoliose nichts ändern kann, aber die Auswirkungen davon lassen sich bessern. Dafür müsste er zunächst seinem Körper die gleiche Aufmerksamkeit schenken wie Familie, Beruf und Haus. Nüchtern betrachtet, kann man sagen, dass es zu diesem seinem Körper keine Alternative gibt, es ist der einzige, den er je haben wird – und dieser Körper ist die Grundlage für Beruf, Haus und so weiter …

Jeder Mensch hat jeden Tag 24 Stunden Zeit. Das ist sehr demokratisch, denn alles andere im Leben ist sehr unterschiedlich unter den Menschen dieser Erde verteilt. Um für irgendetwas Zeit zu *haben,* muss man sie sich *nehmen.* Das kann – behaupte ich – nahezu jeder: aktiv werden, nicht abwarten, bis Zeit übrig ist, das wird sie nämlich nicht, sondern sich Zeit *einplanen.*

Täglich nur eine halbe Stunde weniger fernzusehen, im Internet zu surfen oder zu arbeiten, würde Rainer genug Zeit verschaffen, sich zu bewegen. Möglicherweise könnte er dann in einen besseren Kreislauf kommen: weniger Schmerzen und mehr Lebensqualität.

Oft stecken Einstellungen wie Perfektionismus und das Gefühl, es jedem recht machen zu müssen, hinter der Alibibehauptung, keine Zeit für sich selbst zu haben. Sie sind der eigentliche Hinderungsgrund, sie halten auch Rainer davon ab, pünktlich nach Hause zu gehen, den Rasen erst nächste Woche zu mähen und stattdessen heute zu joggen oder Übungen zu machen.

Locker durch den Tag: Tipps für das Sitzen und die Arbeit am PC

Sitzen ist in Verruf gekommen, es soll sogar »das neue Rauchen« sein! Dem müssen wir doch widersprechen. Zu sitzen ist erst einmal für den Körper weniger anstrengend, als zu stehen. Genauso wie man beim Sitzen Gewohnheiten pflegen kann, die schädlich sind, hat man unter Umständen auch im Stehen solche »spannenden Gewohnheiten«. Da ist kein Unterschied. Deswegen kann man nicht sagen, dass zu stehen per se besser ist, als zu sitzen. Viel wichtiger sind zwei Dinge:

1. *Wie* sitzen Sie?
2. Haben Sie einen *Ausgleich* zum vielen Sitzen?

Den Ausgleich zum Sitzen haben wir schon genannt: Sport und Bewegung. Wenn Sie Ihre Art, meistens zu sitzen, unter die Lupe nehmen, können Sie außerdem spannende Gewohnheiten erkennen und verändern:

Checkliste der spannenden Gewohnheiten beim Sitzen

In unserem Buch über Beckenbeschwerden (Bruckmann 2020) haben wir den auch hier bereits mehrfach erwähnten Begriff der »spannenden Gewohnheiten« eingeführt, also Eigenarten, die Dauerspannung erzeugen, wie zum Beispiel die folgenden:

- **Die Beine übereinanderschlagen:** Gleichgültig, ob Sie das in der Damenversion (also ein Knie über das andere) oder als Herrenversion

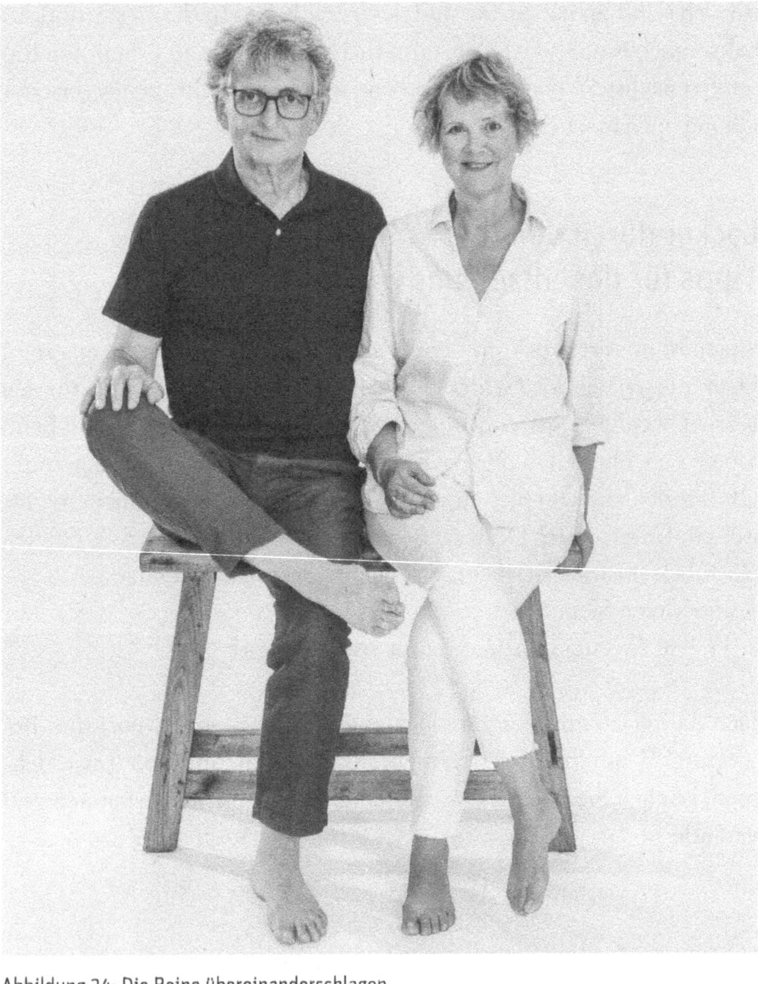

Abbildung 24: Die Beine übereinanderschlagen

(ein Sprunggelenk über das andere Knie) machen: Ihr Becken und damit Ihr Rücken geraten in Schieflage, und Hals und Kopf gleichen das meist aus. Die Folge davon sind Kontrakturen (also steife und schmerzhafte Muskeln im Rücken und im Hals), meist auf einer Seite mehr als auf der anderen. Es hilft nur eins: *abgewöhnen!*

- **Einen Rundrücken machen:** Ja, Sie haben richtig gelesen – man *hat* in der Regel keinen Rundrücken, man *macht* ihn. Indem man sich hinter die Sitzbeinhöcker setzt statt genau darauf oder indem man den Bauch einzieht im Sitzen, zum Beispiel, weil der Bildschirm viel zu niedrig ist. Der Rundrücken schränkt zum einen die Atmung ein, zum anderen bewirkt die vorgebeugte Haltung des Oberkörpers, dass Hals und Kopf in die »Schildkrötenhaltung« gezwungen werden, da man sonst nicht mehr geradeaus (in den PC oder das Gesicht seines Gegenübers) schauen kann. Das klingt nicht verlockend, das ist klar, Sie können aber etwas dagegen tun: die Übungen des Basis-Programms machen und Ihren Arbeitsplatz unter die Lupe nehmen.

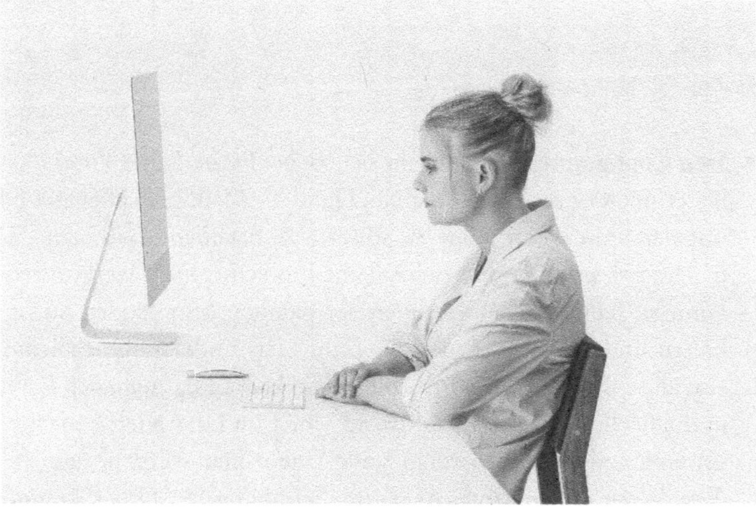

Abbildung 25: Einen Rundrücken machen

- **Im Hohlkreuz sitzen:** Wenn Sie weit nach vorn auf dem Stuhl sitzen und den Rücken dabei oben anlehnen, entsteht unten ein Hohlkreuz, oben ein Rundrücken und natürlich ein vorgeschobener Kopf. Das verspannt Nacken- und Rückenmuskeln und kann dazu Steißbeinschmerzen verursachen.

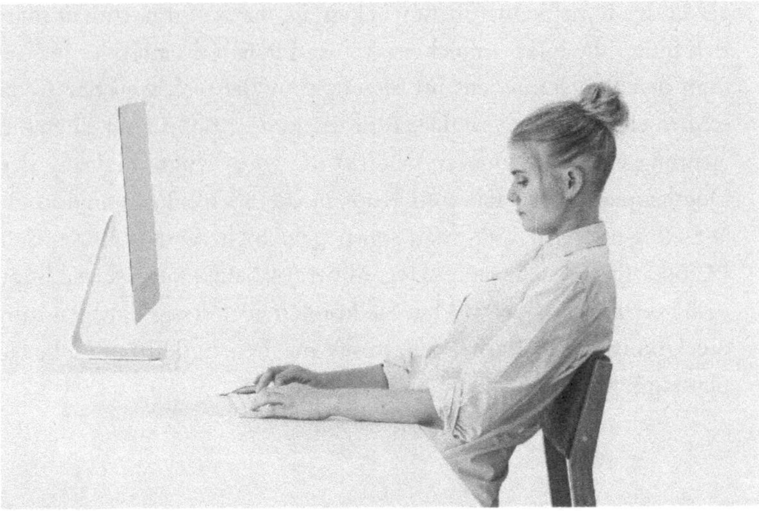

Abbildung 26: Im Hohlkreuz sitzen

- **Den Kopf gestützt halten:** Sehr beliebt bei PC-Arbeitern und -Arbeiterinnen ist es, mit der rechten Hand die Maus zu bedienen und mit der linken den Kopf zu stützen. Je nachdem, wie man das macht, riskiert man unterschiedliche Probleme: Die Hand unterm Kinn zu halten, bedeutet, einen verspannten Mundboden zu riskieren und damit auch den Kloß im Hals und Stimmprobleme, also alles, was im Hals vorn schiefgehen kann. Legt man den Kopf in die flache Hand, wird der Kopf schief und der Kiefer zur Gegenseite gedrückt, außerdem sollte einem klar werden, dass auf diese Weise der tragende Arm samt Schulter unter Druck kommt und der Rücken wieder schief wird. Wenn dabei Probleme im Hals und im Nacken entstehen, ist das nur logisch.

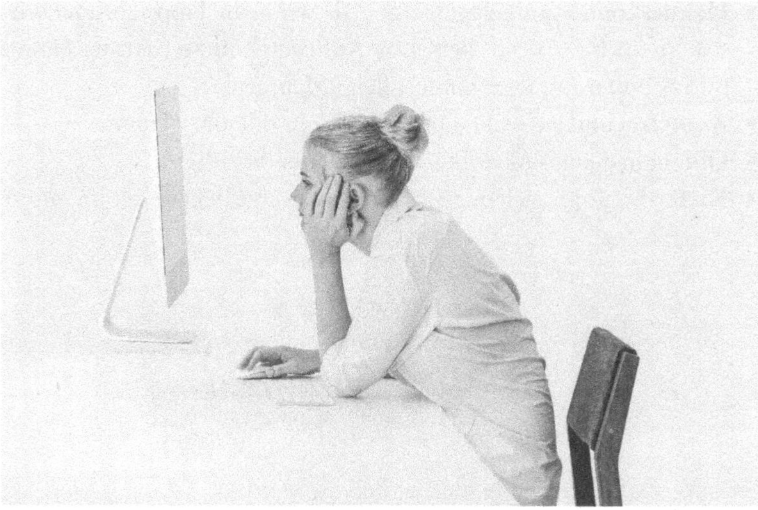

Abbildung 27: Den Kopf aufgestützt

- **Den Kopf gedreht halten:** Steht der Monitor nicht direkt vor uns oder sitzt der Klient im rechten Winkel zu uns, drehen wir den ganzen Arbeitstag mehr oder weniger den Kopf. Meist wird dabei auch der Oberkörper etwas gedreht, sodass der ganze Körper sich verspannen kann. Manche Paare haben sich zu Hause auch so eingerichtet, dass sich diese Drehung fortsetzt, der Fernseher zum Beispiel oder die Sitzposition am Esstisch (siehe auch den Abschnitt »Fehlhaltungen des Kopfs« in Teil I, Abb. 20 »Der gedrehte Kopf«).

Checkliste für gutes Sitzen am Computer

Für eine optimale Sitzposition am Bildschirm(arbeitsplatz) legen Sie besondere Aufmerksamkeit auf folgende Aspekte:

- **Füße:** auf dem Boden in Kontakt zum Boden.
- **Beine:** nebeneinander.
- **Oberkörper:** rechtwinklig zu den Beinen.
- **Arme:** können entspannt am Körper seitlich liegen und im Ellenbogen gebeugt sein, um mit den Händen an die Tastatur zu kommen. Nicht einen Ellenbogen auf der Platte abstützen.

- **Hände:** können aufgelegt werden, da wir beim Tippen immer wieder kurze Pausen machen. Das Auflegen entlastet Arme, Hände und Schultern und verhindert den »Mausarm«.
- **Kopf:** frei und aufrecht, ohne Abstützen mit einer Hand.
- **Ohren:** in einer senkrechten Linie zu den Schultern.
- **Kiefer:** berühren sich nur beim Kauen, Zunge liegt locker im Mund.

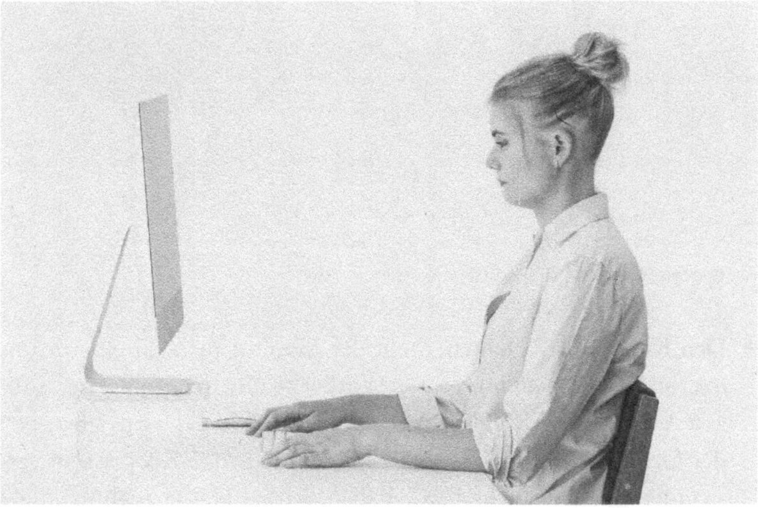

Abbildung 28: Bessere Kopfhaltung

Vielleicht müssen Sie, um diese Sitzposition am Schreibtisch zu erreichen, einiges ändern:

- **Der Stuhl:**
  1. Er sollte so hoch sein, dass Sie Ihre Füße flächig auf den Boden aufstellen können.
  2. Er braucht keine Lordosestütze, da die Einwärtswölbung der Lendenwirbelsäule im Sitzen flacher ist als im Stehen (gr. *lordós* [vorwärts gekrümmt]).
  3. Er sollte eine ebene Sitzfläche haben, also hinten nicht tiefer sein als vorn.
  4. Er sollte Ihnen erlauben, sich anzulehnen und den Stuhl nah an den Tisch zu schieben.
  5. Eine Polsterung macht auch längeres Sitzen bequem.

- **Der Tisch:**
  1. Er sollte Ihnen erlauben, Ihren Stuhl darunterzuschieben, wenn Sie sitzen.
  2. Er sollte Platz genug für den Abstand zwischen Monitor und Augen sowie für die Tastatur bieten.
     Der Abstand zwischen Tischkante und Stuhl sollte dem Abstand Ihrer gebeugten Ellenbogen und der Vorderseite Ihrer Oberschenkel entsprechen. Ist die Tischplatte zu hoch, werden Sie automatisch die Schultern hochziehen, was Nackenprobleme erzeugt, zu niedrige Tische sorgen dafür, dass Sie sich vorbeugen im Bereich der Brustwirbelsäule und damit den Kopf in die »Schildkrötenhaltung« bugsieren.
- **Der Computer:**
  1. Das Laptopdisplay sollten Sie nur für wenige Minuten benutzen. Für längere Arbeiten setzen Sie einen externen Monitor und eine separate Tastatur ein. Daran führt wirklich kein Weg vorbei.
  2. Den Monitor sollten Sie genau in die Mitte vor Ihrem Stuhl platzieren, nicht seitlich verschoben oder verdreht.
     Wenn Sie mehrere Monitore brauchen, stellen Sie den wichtigeren vor sich und den anderen daneben, und wechseln Sie jede Woche den »nebensächlichen« auf die andere Seite Ihres Schreibtischs.
  3. Der Abstand zwischen Augen und Monitor sollte so sein, dass Sie gut sehen können, also nicht zu nah und nicht zu weit.
  4. Das obere Drittel des Bildschirms sollte etwa eine Linie zu Ihren Augen haben.

Teil II

Übungen für Hals, Nacken und Kiefer

Wir gehen davon aus, dass Sie sich entschieden haben, etwas für sich zu tun, um Ihre Beschwerden loszuwerden. Unsere Übungen helfen Ihnen dabei. Sie sind effektiv und werden gut verständlich erklärt.
Sie bewirken eine Entspannung Ihrer Muskulatur. Entspannung heißt nicht, dass Sie Kraft verlieren, im Gegenteil, lockere Muskeln und Bindegewebe funktionieren besser und haben mehr Kraft. Durch unsere Übungen lernt Ihr sensomotorisches System (wieder), die Zustände zwischen Spannung und Entspannung zu regulieren.
Die Übungen können teilweise am Arbeitsplatz und unterwegs gemacht werden und lassen sich dadurch gut in den Alltag integrieren. Das ist praktisch und hilft uns, wenn wir im täglichen »Wahnsinn« in Aufgaben und Gedankenkreisen gefangen sind und gar nicht merken, wie wir uns dabei anspannen. Und wenn Sie das erste Mal im Stress daran dachten, in den Bauch zu atmen, dürfen Sie sich ruhig auf die Schulter klopfen.
Andere Übungen sind für eine Routine auf der Matte gedacht. Eine gewisse Regelmäßigkeit im Tagesablauf hilft, aber bitte keinen zusätzlichen Stress! Wenn Sie es mal nicht schaffen, so ist das kein Problem – Hauptsache, Sie bleiben immer wieder dran:

- Bei allen Beschwerden zwischen Kopf und Kragen geht es zunächst darum, die Aufrichtung von Becken, Oberkörper und Kopf zu verbessern. Das ist die Voraussetzung für eine gute Haltung und eine leichte Atmung. Übungen, die helfen, diese Ziele zu erreichen, haben wir im **Basis-Programm für eine bessere Aufrichtung und Atmung** zusammengefasst. Es hilft gegen Hohlkreuz und Rundrücken, gegen den vorgeschobenen Kopf und ungleiche Schultern, und Sie merken schon bald, dass Sie beweglicher werden und sich wohler fühlen. Möglicherweise werden Ihre Beschwerden bereits von diesen Übungen deutlich besser. Ein wenig Geduld brauchen Sie, aber nach vier Wochen und täglich 15 Minuten für das Basis-Programm sollten Sie merken, dass es aufwärtsgeht.

- Mit dem Basis-Programm können Sie folgende beschwerdeabhängige **Extras** kombinieren:
  1. Freier Hals
  2. Lockerer Nacken
  3. Entspannte Kiefer

Sie können zum Beispiel das Basis-Programm morgens machen und Ihr Extra am Arbeitsplatz. Manche Übungen sind auch im Sitzen möglich. Am Schreibtisch mal eben den Nacken zu entspannen oder sich für ein Online-Meeting oder den Unterricht auf einen Stimmeinsatz vorzubereiten, ist sehr praktisch.

Wiederholen Sie jede Übung nur so oft wie angegeben. Üben Sie langsam und sanft. Sollten Sie den Eindruck haben, dass eine Übung Ihnen nicht guttut, lassen Sie sie erst einmal aus. Sie können später noch einmal darauf zurückkommen, wenn Ihr Körper schon lockerer geworden ist.

Das Basis-Programm für eine bessere Aufrichtung und Atmung

Die folgenden Basis-Übungen helfen Ihnen, Kopf und Körper mit Leichtigkeit aufrecht zu halten, Fehlhaltungen auszugleichen und sich zu entspannen. Die Übungen im Einzelnen:

1. Neigen und drehen
2. Rollenstreck
3. Stuhlstreck
4. Doppelkinn
5. Atementspannung

1. Neigen und drehen

2 Minuten im Sitzen
Hilft, Nacken und Hals frei zu machen

Schleim kann besser ablaufen, wenn Sie die Übung machen. Sie ist auch gut, um den Nacken mehr zu bewegen und Verspannungen zu verhindern.

- Sitzen Sie auf einem möglichst geraden Stuhl.
- Den Kopf langsam nach vorn neigen.
- 1 Atemzug so verweilen, bis Nackenmuskeln entspannen.
- Dann drehen Sie den gebeugten Kopf langsam nach rechts und links.
- Nur so weit drehen, wie es ohne Schmerzen geht.
- 10-mal zu jeder Seite.
- Kopf wieder aufrichten.

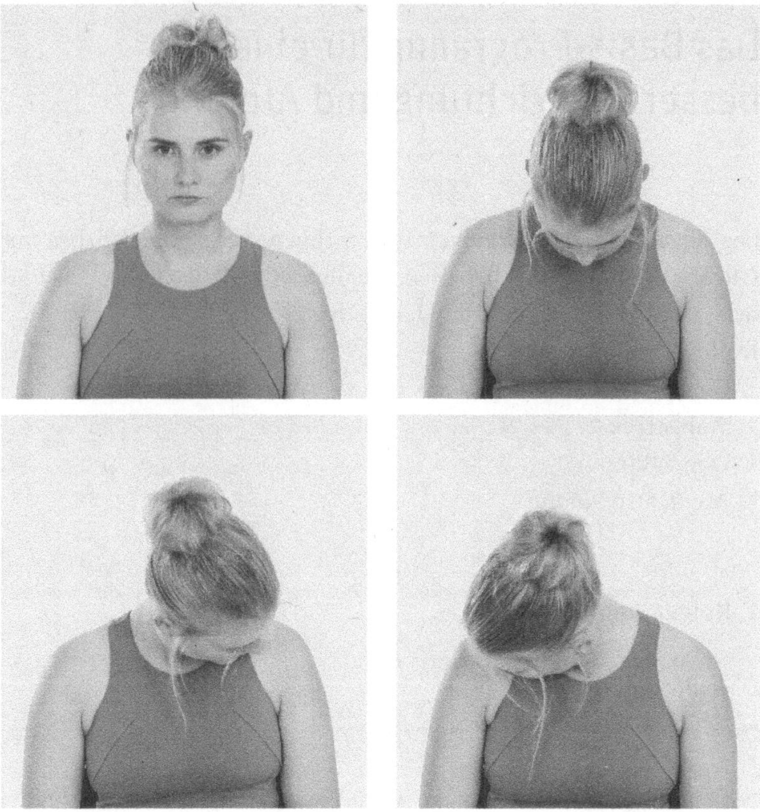

Abbildung 29: Neigen und Drehen

- Richten Sie den Oberkörper auf, und verschränken Sie die Hände hinter dem Kopf.
- Die Ellenbogen zeigen nach außen.
- Rechter Ellenbogen und Oberkörper neigen sich nach rechts.
- Linker Ellenbogen zieht aktiv nach oben. Wieder aufrichten.
- 5-mal wiederholen.
- Seitenwechsel.
- Wenn nötig, Arme ausschütteln.
- Verschränken Sie die Hände hinter dem Kopf. Nicht anlehnen.
- Oberkörper nach rechts drehen, Kopf geht mit, bleibt aber in den Händen. Zurück zur Mitte kommen.
- 5 Wiederholungen, dann Seitenwechsel.

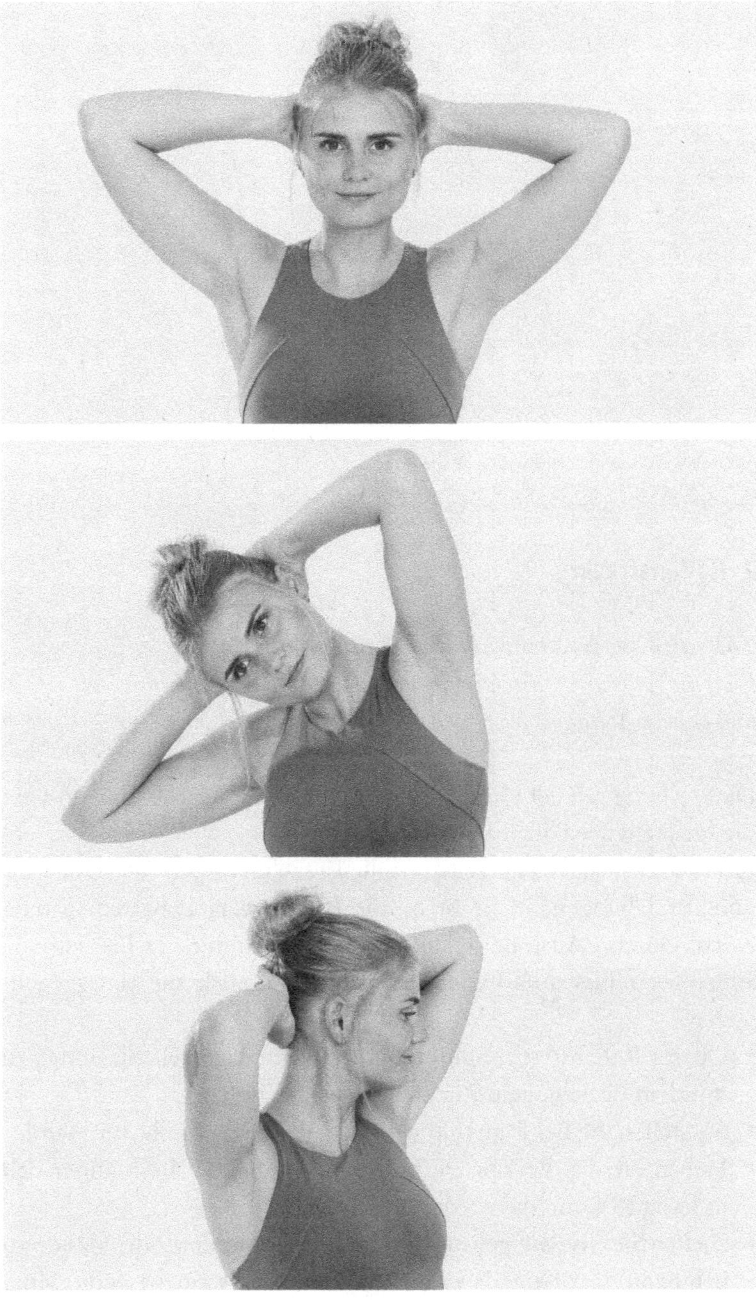

Abbildung 30: Verschränkte Arme, Drehung im Sitzen

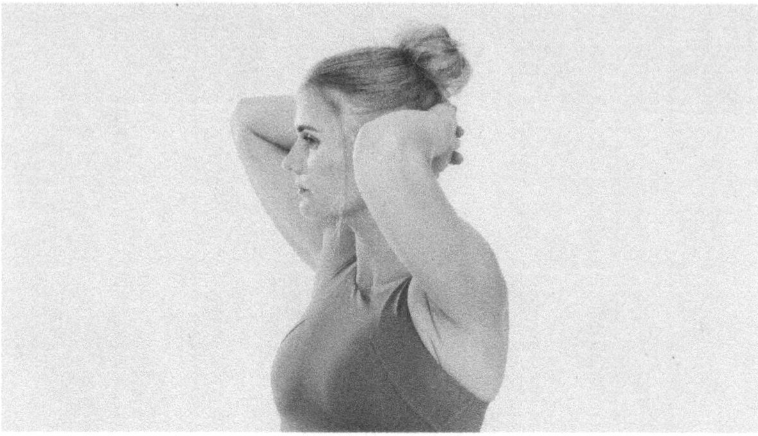

Abbildung 31: Oberkörperdrehung im Sitzen

2. Rollenstreck

4 Minuten auf der Matte mit einer Faszienrolle
Für eine spürbare Aufrichtung von Oberkörper und Becken und bessere Atmung

Diese Übung mit der Faszienrolle ist gut für die Aufrichtung und um die Muskeln der Bauchdecke zu entspannen.
Eine Faszien- oder Hartschaumrolle ist ein Gerät zur Selbstmassage und für Übungen. Meist ist es aus Polyethylen, Polyurethan oder Kork. Durch »Ausrollen« kann man die Struktur der Faszien von außen beeinflussen und wir werden es später auch zur Massage einsetzen.

- Oberer Rollenstreck: Spüren Sie in Rückenlage, wie Sie aufliegen mit dem Becken, dem Rücken und den Schultern.
- Sie stellen die Beine an und nehmen eine Faszienrolle zur Hand.
- Heben Sie das Becken an, und schieben Sie die Rolle unter den unteren Rücken (da, wo der Hosenbund sitzt).
- Ziehen Sie ein Bein gebeugt an die Brust, ohne dafür die Hände zu benutzen. Das Knie dabei nicht nach außen, sondern in die Mitte des Körpers führen.

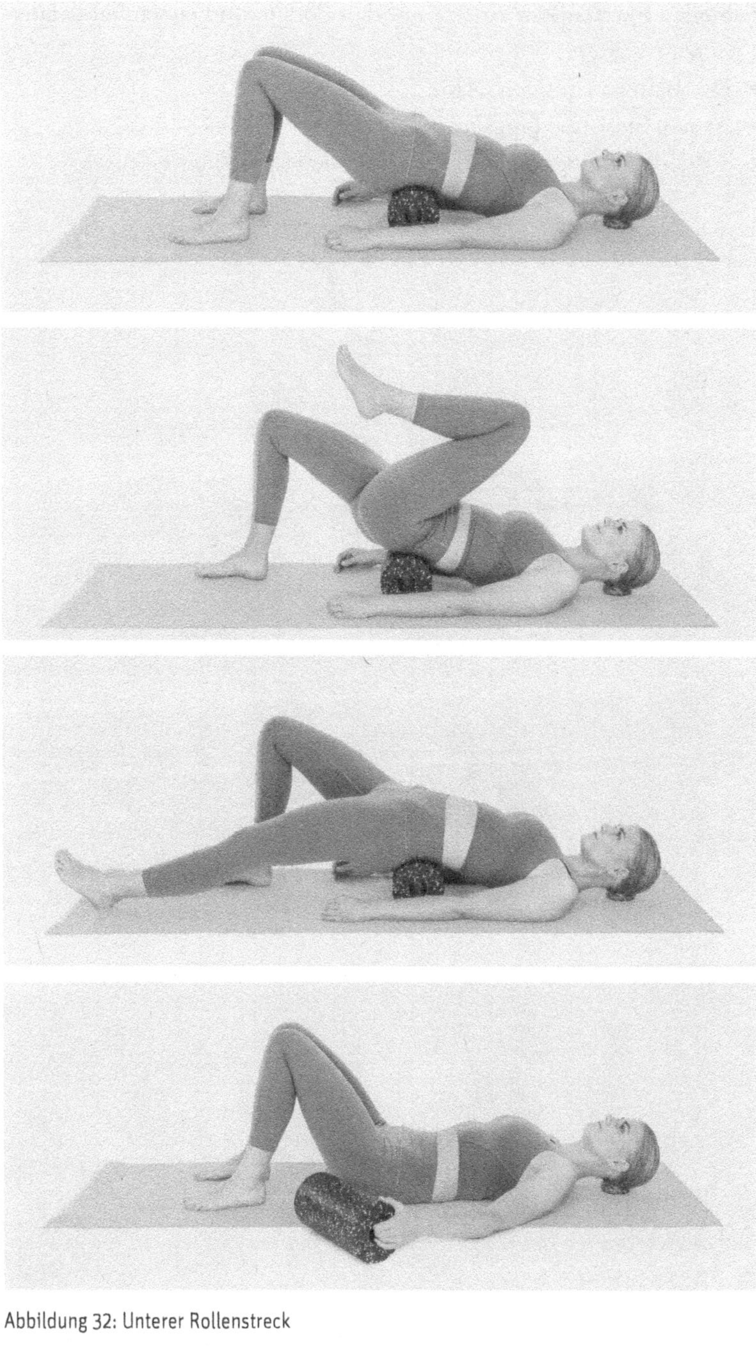

Abbildung 32: Unterer Rollenstreck

- Stellen Sie das Bein zurück auf den Boden, und lassen Sie es langsam ausgleiten.
- Das Bein ist jetzt gestreckt.
- Atmen Sie 1-mal langsam aus und ein.
- 3 Wiederholungen, dann Bein anstellen und Seitenwechsel.

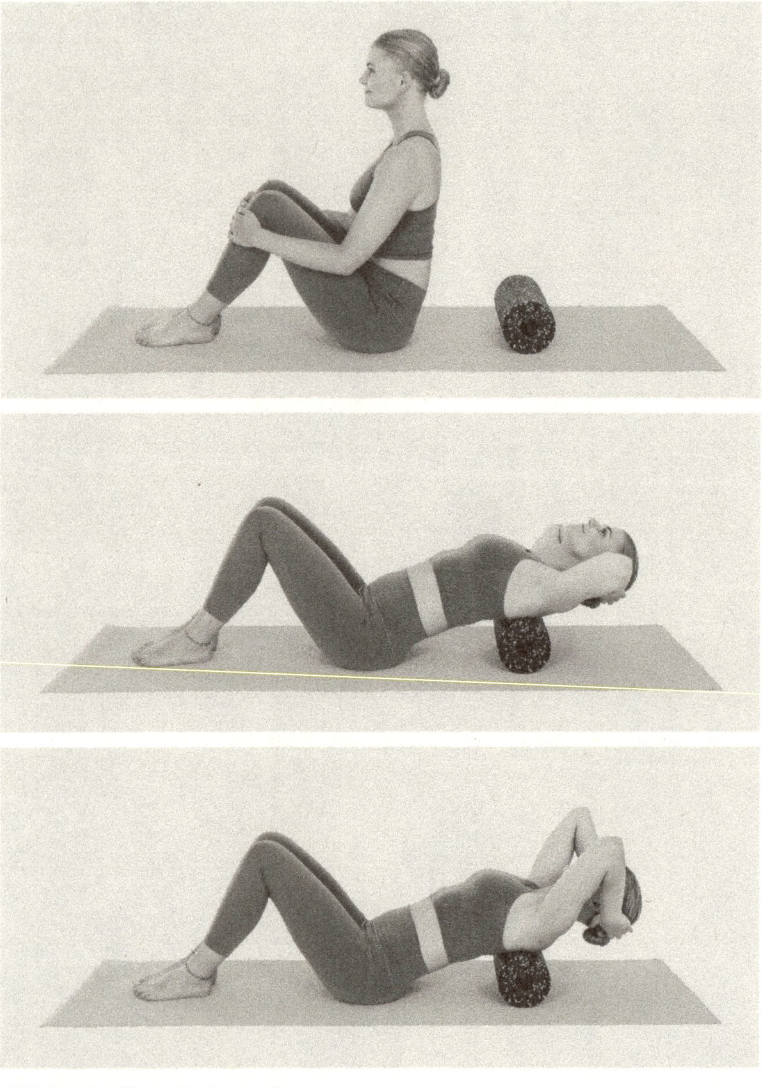

Abbildung 33: Oberer Rollenstreck

- Unterer Rollenstreck: Sie setzen sich auf und legen die Rolle hinter sich auf die Höhe Ihrer Schulterblätter.
- Die Beine bleiben angestellt.
- Legen Sie sich die verschränkten Hände hinter den Kopf.
- Langsam legen Sie sich nach hinten auf die Rolle, sodass die Rolle unter Ihren Schulterblättern liegt, und stützen den Kopf.
- Versuchen Sie, den Oberkörper loszulassen, während Sie den Kopf halten, und atmen Sie tief ein.
- Dann heben Sie langsam Kopf und Schultern etwas an und legen sich wieder ab.
- 3 Wiederholungen.

Am Ende spüren Sie mit ausgestreckten Beinen in Rückenlage nach, wie die Auflage Ihres Körpers sich verändert hat und wie Sie atmen.

3. Stuhlstreck

10 Minuten auf der Matte mit einem Stuhl
Für eine bessere Haltung und Beweglichkeit in Beinen, Rücken und Schultern

Diese Übung hilft, wenn Ihre Körperrückseite verkürzt ist. Sie schafft mehr Beweglichkeit im Brustkorb sowie in den Schultern und verbessert Ihre Haltung. Der Rundrücken wird flacher, die Beinrückseiten werden länger. Wenn Sie keinen Stuhl mit gepolsterter Lehne haben, können Sie die Beine auch an die Wand lehnen.

- **Test:** Stehen Sie mit gestreckten Beinen, und beugen Sie sich nach vorn. Wie weit kommen Sie zum Boden mit den Fingern, ohne zu wippen? Bitte merken.

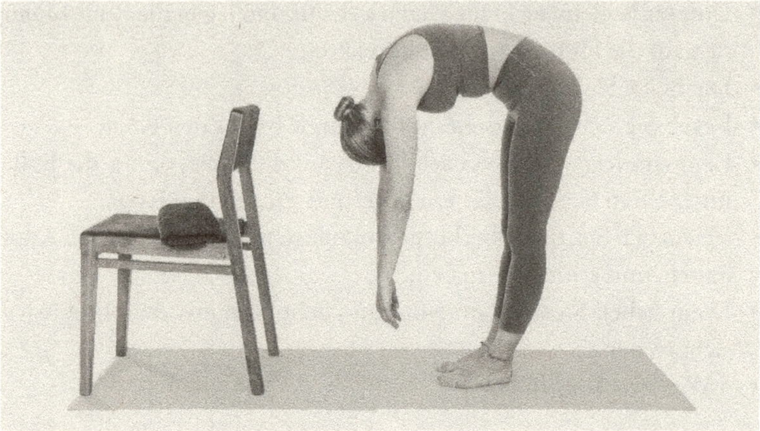

Abbildung 34: Test – Stuhlstreck

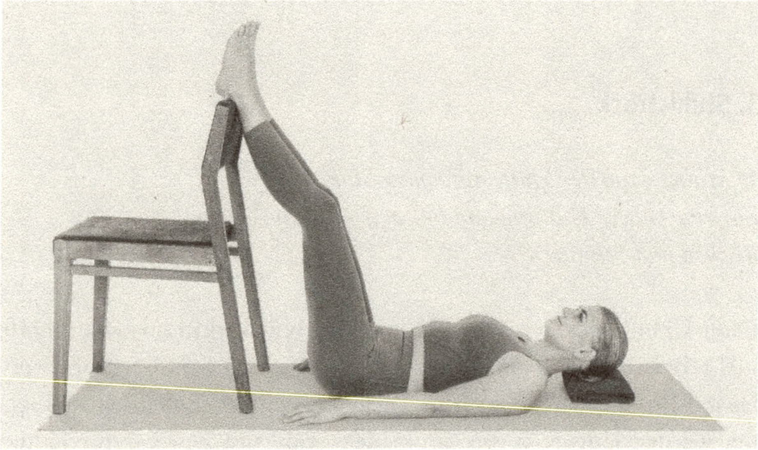

Abbildung 35: Stuhlstreck – Grundhaltung

- Stellen Sie einen Stuhl mit der Lehne vor sich, sodass Sie dahinter liegen können.
- Legen Sie den Oberkörper auf dem Boden ab. Sie brauchen ein Kissen unter dem Kopf.
- Legen Sie die Fußgelenke oder Waden auf der Lehne ab.
- Sind Sie beweglicher, können Sie die Fersen gegen die Wand lehnen und die Beine strecken, und zwar so weit, wie es Ihnen möglich ist.

- Die Arme strecken Sie nach hinten und legen sie neben dem Kopf so weit zu Boden, wie es ohne Schmerz geht.
- Ausatmend heben Sie die Arme an bis in die Senkrechte.
- Einatmend wieder ablegen.
- 5 Wiederholungen.

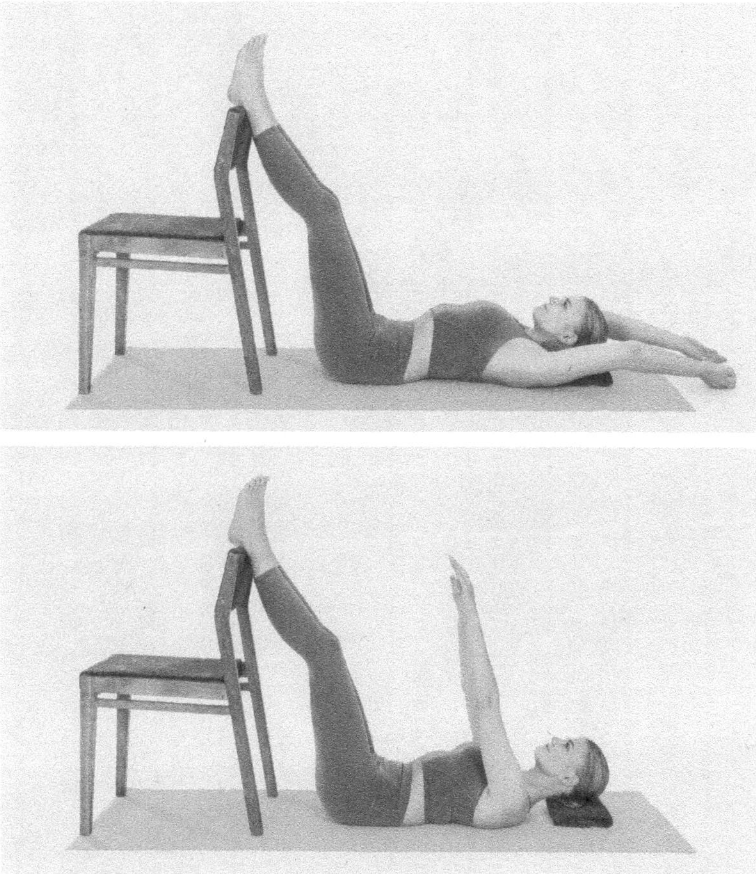

Abbildung 36: Stuhlstreck – Armbewegung

- Die Arme jetzt abgewinkelt ablegen – Handflächen zur Decke.
- Den rechten Ellenbogen Richtung linkes Knie führen.
- Dabei hebt sich das linke Bein weg vom Stuhl und kommt dem Ellenbogen entgegen. Es bleibt möglichst gestreckt.
- Wieder zurück und 5 Wiederholungen.
- Seitenwechsel.

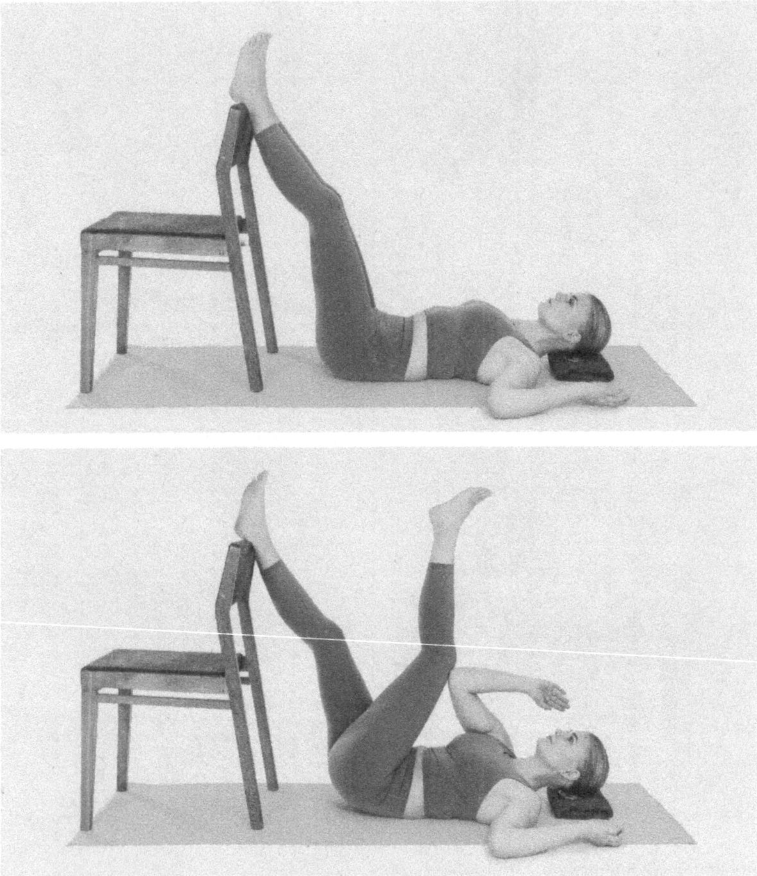

Abbildung 37: Stuhlstreck – Arm und Knie

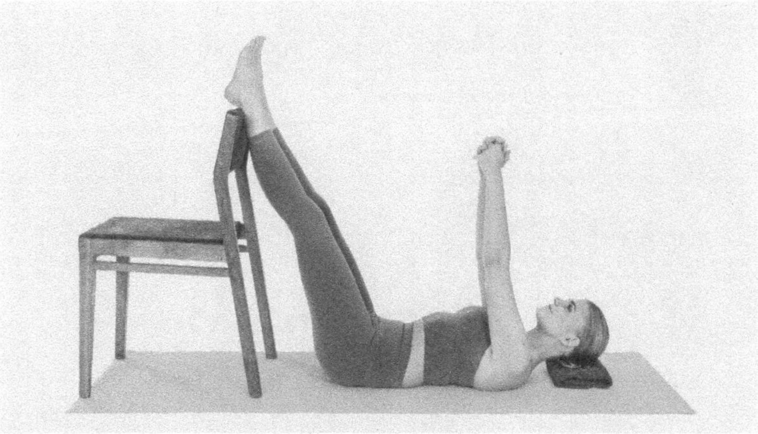

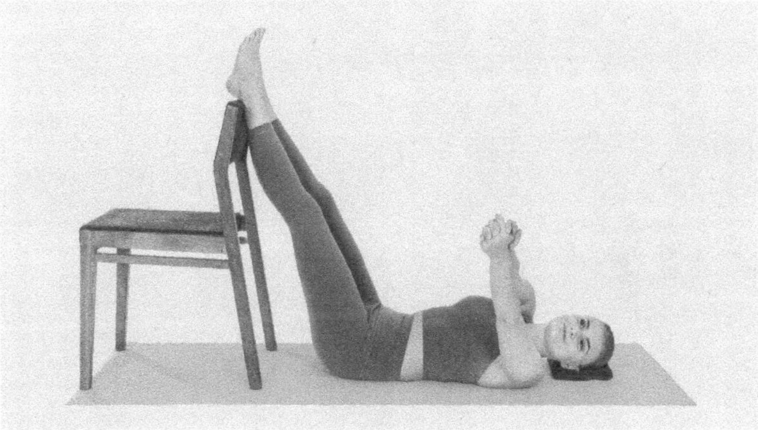

Abbildung 38: Stuhlstreck – Armverschränkung Seiten

- Die Beine wieder auf der Stuhllehne.
- Beide Arme deckenwärts strecken und die Finger verschränken.
- Die Arme jetzt nach links bewegen, so weit es geht, der Kopf geht mit.
- Beide Arme bleiben gestreckt, nicht den unteren Ellenbogen beugen, das wäre »gemogelt«.
- 5 Wiederholungen.
- Seitenwechsel.

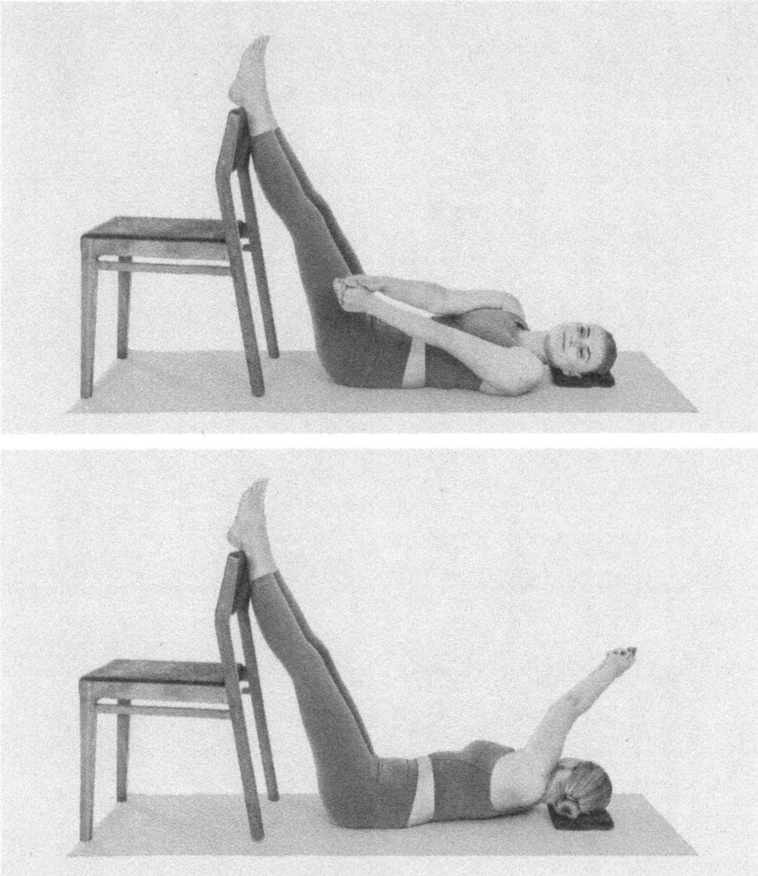

Abbildung 39: Stuhlstreck – Armverschränkung Schräge

- Die Arme in der gleichen Haltung schräg nach unten links und Arme schräg nach oben rechts.
- 5 Wiederholungen.
- Schräg nach unten rechts und oben links.
- 5 Wiederholungen.

Stehen Sie auf, und wiederholen Sie den Test: Sie können wahrscheinlich bemerken, dass Sie nun leichter mit den Fingern nach unten kommen. Wenn Sie die Beine an der Wand (noch) nicht ganz strecken können, dann beugen Sie sie etwas. Und falls Sie die Arme (noch) nicht hinter dem Kopf ablegen können, nehmen Sie's, wie's ist. Es wird besser werden!

4. Doppelkinn

2 Minuten auf der Matte
Für Hals, Kiefer und Nacken

Die Übung schafft Freiheit im Hals und Kehlkopf und entspannt Ihre seitlichen und vorderen Halsmuskeln. Das hilft gegen die »Schildkröte«. Zunächst werden die Muskeln angespannt, sogar bis ein leichtes Zittern entsteht, und danach kommt die Entspannung.

- Sie liegen mit angestellten Beinen auf der Matte.
- Die Arme neben dem Körper angewinkelt, Handflächen zur Decke.

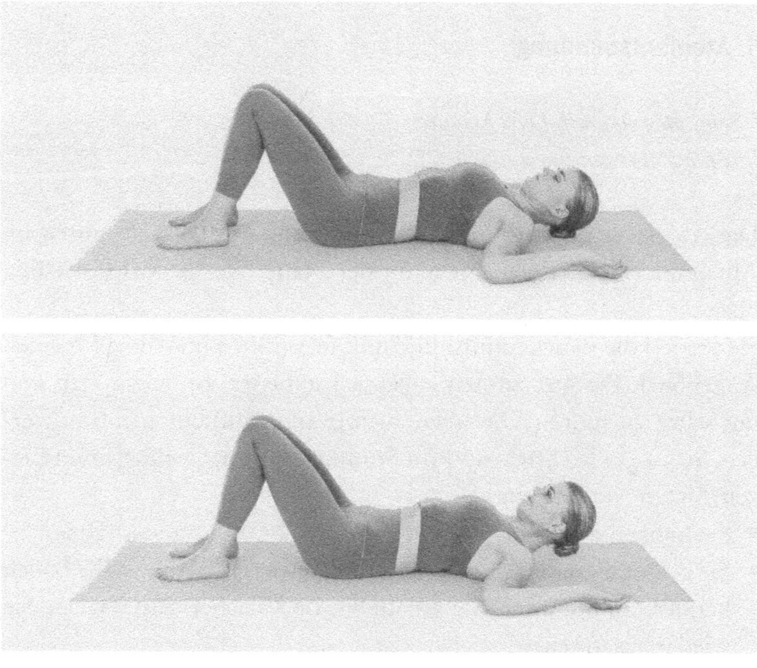

Abbildung 40: In Rückenlage mit aufgestellten Beinen – Doppelkinn, Arme in Kerzenleuchterhaltung

- Schieben Sie den Hinterkopf nach hinten hinaus, und machen Sie ein Doppelkinn.
- Kopf minimal anheben – 1 bis 5 Zentimeter – und dabei Doppelkinn beibehalten.
- Bis zu 30 Sekunden halten.
- Kiefer lockerlassen und weiteratmen.
- Ablegen und Entspannung im Hals fühlen.
- 2 bis 3 Wiederholungen.

Wenn Sie es am Anfang nicht lange schaffen, machen Sie sich keine Sorgen, es wird besser werden. Ein Zittern, das Sie spüren können, ist willkommen und die wohlige Entspannung danach ebenso. Bitte nicht vergessen, bei der Übung zu atmen. Und keine Angst, Sie bekommen davon kein Doppelkinn, im Gegenteil, die Muskeln zwischen Kinn und Hals werden länger und das kann die Kinnlinie verbessern.

5. Atementspannung

5 Sekunden überall, bis 5 Minuten auf der Matte
Für die Entspannung und einen lockeren Bauch

Die Atementspannung ist sehr einfach, und Sie können mitten im Alltag oder beim Entspannen auf der Matte oder beim Einschlafen üben.
Sie vertieft die Bauchatmung und hilft uns, mitten im Alltag für einen Augenblick Distanz zu den äußeren Einflüssen zu bekommen und uns selbst zu spüren. Das kann auch ganz unauffällig gemacht werden. Sie ist gut bei Stress und vor Stimmeinsätzen, ausführbar im Liegen, Sitzen oder Stehen.

- Sie konzentrieren sich für einige Atemzüge nur auf das Atmen.
- Sie beobachten die Atembewegung in Ihrem Bauch, wie Ihr Bauch herauskommt, wenn Sie einatmen, und flacher wird, wenn Sie wieder ausatmen.
- Täglich mindestens einmal, wenn möglich auch im Stress.

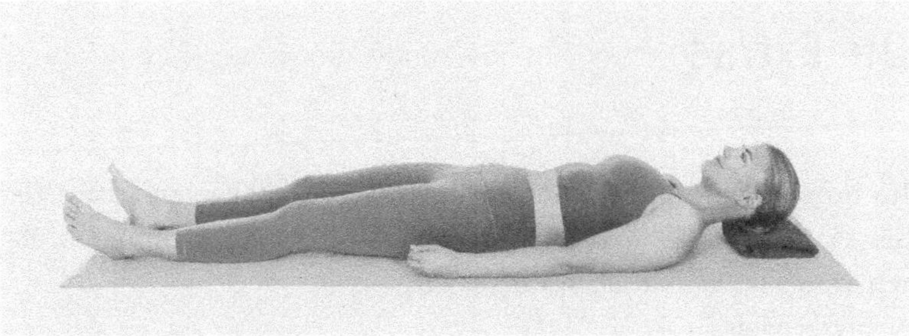

Abbildung 41: Atementspannung

Es ist nicht wichtig, wie viele Atemzüge Sie machen, das können auch mal nur zwei sein. Wenn Sie allein sind, können Sie die Augen schließen, wenn nicht, lassen Sie sie offen und schauen aus dem Fenster, auf die Regale im Supermarkt oder in Ihren Computer, und niemand stellt fest, dass Sie gerade eine Übung machen.
Wenn es Ihnen am Anfang schwerfällt, die Übung im Alltag zu machen, beginnen Sie damit auf der Matte oder vor dem Einschlafen.
Es kann helfen, am Anfang eine Hand auf den Bauch zu legen, damit Sie die Bewegung besser fühlen können. Mit der Zeit werden Sie das nicht mehr brauchen. Wenn Sie dranbleiben, werden Sie merken, dass es immer besser gelingt, einfach zwischendurch ein, zwei Atemzüge lang bei sich zu sein, und wie gut das tut.

Die Extras

Im Folgenden finden Sie nun die beschwerdeabhängigen Extras, die Sie wie gesagt auch in Verbindung mit dem Basis-Programm ausführen können. Die Extras im Einzelnen:

- Freier Hals
- Lockerer Nacken
- Entspannte Kiefer

Freier Hals

10 Minuten
Für Hals, Kehlkopf, Stimme und Schlucken

Das Extra für den Hals umfasst sechs Übungen, die alle im Sitzen oder im Stehen ausgeführt werden können. Sie helfen gegen den Kloß im Hals und eignen sich auch als Vorbereitung auf einen Stimmeinsatz.

1. Atemhauch
2. Zungenübung
3. Brummen
4. Dampflok
5. Sprechen mit Korken
6. Atembogen

1. Atemhauch

2 Minuten
Gegen funktionellen Husten, Verschleimung und Räuspern

Die einfache Übung hilft, die Kehle zu entspannen, und wirkt gegen die Pressatmung.

- Legen Sie eine Hand auf Ihren Bauch.
- Sie atmen durch die Nase langsam und unhörbar ein.
- Sie öffnen den Mund und hauchen durch den Mund den Atem unhörbar aus, sodass ein vorgehaltener Spiegel beschlagen würde.
- 3 bis 5 Wiederholungen.

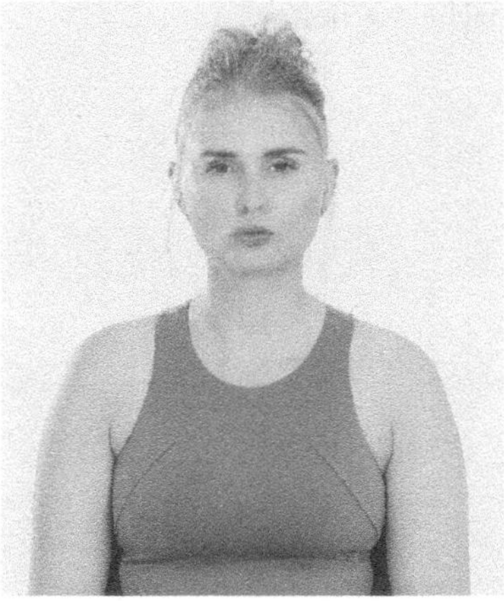

Abbildung 42: Atemhauch

Lassen Sie beim Einatmen den Bauch rund werden, er kommt dabei heraus und wird beim Ausatmen etwas flacher. Geht das nicht von allein, ziehen Sie ihn beim Ausatmen, also beim Hauchen, etwas ein.

2. Zungenübung

2 Minuten
Bei Schluckstörungen, Kloß im Hals und Kieferproblemen

Die Zungenmuskulatur und die Flügelmuskeln des Kiefers werden gekräftigt und entspannt, die Übung stimuliert auch den Vagusnerv.

- Sie sitzen so aufrecht und bequem wie möglich.
- Dann mit der Zungenspitze zur rechten Wange fühlen und dort Kreise malen.
- Variieren Sie, indem Sie große und kleine Kreise machen.

- Ungefähr 20 Sekunden lang kreisen – dabei normal durch die Nase weiteratmen und den Bauch locker lassen.
- Seitenwechsel.
- Dann einige Male mit der Zungenspitze die obere Zahnreihe von innen abfahren, sodass Sie von ganz rechts bis ganz links kommen.
- Nun die obere Zahnreihe von außen abfahren.
- An der unteren Zahnreihe das Gleiche machen.

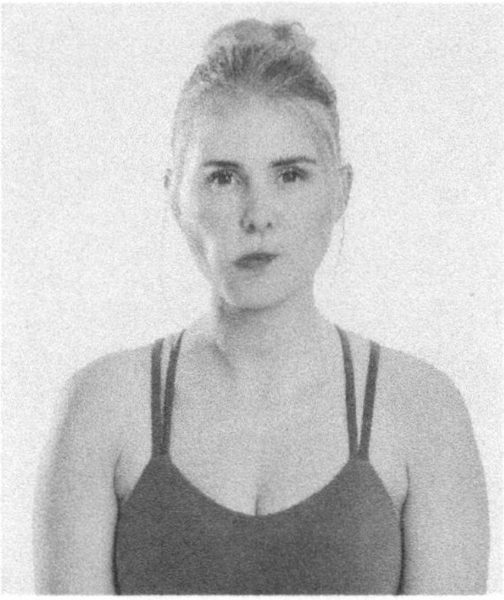

Abbildung 43: Zungenübung

3. Brummen

2 Minuten
Bei Kloß im Hals, Stimmstörungen, Pressatmung, Hochatmung und Hyperventilation

Die Übung hilft bei allen Halsproblemen und verbessert das Zusammenspiel von Kehlkopf und Atmung.

- Sie sitzen locker aufrecht auf einem Stuhl mit Lehne.
- Finger einer Hand leicht vorn in der Mitte am Hals auflegen.
- Die andere Hand auf den Bauch legen.
- Einatmen, dabei den Bauch herauskommen lassen.
- Ausatmen, dabei den Bauch nach innen ziehen und »Mmmh« brummen.

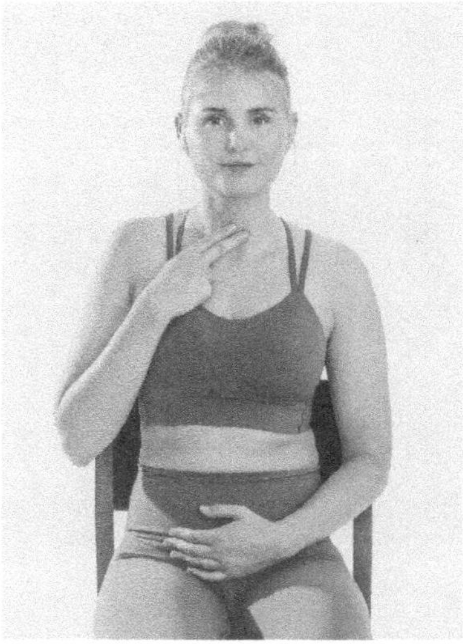

Abbildung 44: Brummen

- Vibration am Hals fühlen beim Tönen.
- 3 Wiederholungen.

Machen Sie die Übung gemütlich, es geht nur ums Spüren unter den Händen, um nichts sonst. Sie haben jetzt dreierlei wahrgenommen:

1. Töne produzieren ist mit Ausatmung verbunden.
2. Einatmen bewegt den Bauch, er wird runder, Ausatmen flacht ihn ab.
3. Die Bewegung von Brustkorb und Nacken hängt zusammen.

Dann fortfahren.

- Sie verschränken Ihre Hände hinter dem Kopf, und einatmend lehnen Sie sich zurück, bis Sie die Kante der Lehne im oberen Rücken fühlen.
- Sie strecken die Brustwirbelsäule und stützen mit den Händen den Nacken.
- Ihr Blick geht Richtung Wand und Decke.
- Ausatmend heben Sie den Oberkörper wieder in die Senkrechte, brummen: »Mmmh« und beugen sich leicht nach vorn, Sie sehen dabei auf Ihre Knie.
- 5 Wiederholungen.

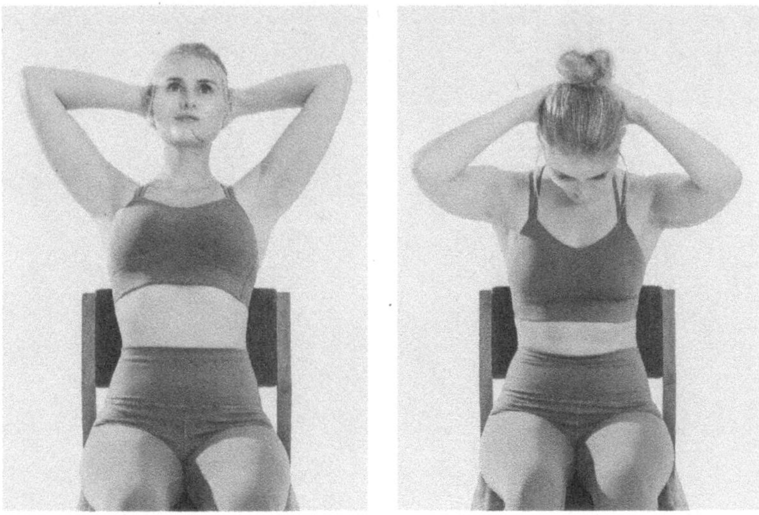

Abbildung 45: Zurücklehnen und beim Ausatmen mit dem Brustkorb nach vorn gehen

Sie haben wieder eine wichtige Bewegung wahrgenommen:

1. Der Oberkörper bewegt sich, wenn Sie atmen.
2. Ausatmen zieht ihn etwas zusammen, dadurch kommt er etwas nach vorn.
3. Einatmen weitet ihn, was ihn nach hinten beugen lässt.

Achten Sie darauf, dass Sie sich nicht so sehr von der Lendenwirbelsäule aus nach hinten beugen, sondern über den Brustkorb.

4. Dampflok

2 Minuten im Stehen
Für eine gute Bauchatmung und eine kräftige Stimme

Die Übung bringt Ihr Zwerchfell in Bewegung und entlastet die Halsmuskeln. Man kann sich damit auch auf einen Stimmeinsatz vorbereiten, zum Beispiel beim Singen oder einer Rede. Sie wirkt noch besser, wenn wir den Beckenboden mit einbeziehen, und ist dadurch auch ein super Beckenbodentraining.

- Sie stehen oder sitzen.
- Sie legen sich eine Hand auf den Bauch unterhalb des Nabels, die andere oberhalb.
- Ziehen Sie 3-mal hintereinander kurz die Bauchdecke nach innen, und machen Sie dabei »Ff-ff-ff« wie eine Dampflok.
- Das Einatmen geht dann von allein.
- 5 Wiederholungen.

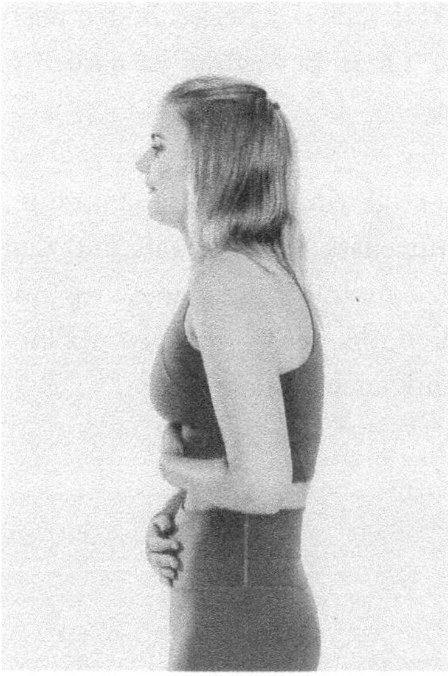

Abbildung 46: Dampflok

Sie spüren dabei, wie der Bauch sich ruckartig anspannt, nach innen geht und hart wird, wenn Sie die Luft ausstoßen. Und wie er sich ausdehnt und weich wird, wenn Sie einatmen.

- Zunächst einatmen
- Dann nur ein langes »Fff« machen, solange Sie Luft haben.
- Die Hand bleibt auf dem Bauch.
- Einatmen kommen lassen.

Variante mit Beckenboden:
Üben Sie zuerst die erste Variante ohne den Beckenboden, wenn Sie das können, probieren Sie diese.

- Sie sitzen auf einem Stuhl.
- Unter Ihren Beckenboden legen Sie ein Gästehandtuch oder ein zusammengerolltes T-Shirt.
- Sie konzentrieren sich auf den Beckenboden und wiederholen obigen Ablauf.
- Beim Ausatmen zieht sich dieses Mal auch der Beckenboden nach innen, genau wie die Bauchdecke. Diese Bewegung ist natürlich kleiner als diejenige der Bauchdecke.

Wenn Sie das eine Weile geübt haben, gewinnt Ihr Resonanzraum, und Ihre Stimme wird kräftiger, ohne dass Sie den Hals und den Kehlkopf dafür anstrengen müssen. Das hilft allen Menschen mit Sprechberufen, Hochatmung und allen, die gern singen. In der Gesangspädagogik nennt man die Technik auch »Atemstütze«.

5. Sprechen mit Korken

3 Minuten mit Hilfsmittel Korken
Verbessert die Artikulation und das Schlucken

Dies ist eine bekannte Sprech- und Stimmübung. Die Stimme wird entlastet, weil die Aussprache verbessert wird. Das erreicht man durch mehr Beweglichkeit bei Zungen- und Mundmuskeln. (Statt des Korkens können Sie auch etwas Vergleichbares verwenden, beispielsweise elastisches Werkzeug wie Schröpf-Cups aus Silikon, etwa »Bella Bambi«, mit dem Sie außerdem vielleicht das Unterhautgewebe in Gesicht und Hals behandeln mögen.)

- Sie nehmen einen Korken zwischen Ihre Zähne.
- Dann lesen Sie einen beliebigen Text vor, zum Beispiel diese Zeilen.
- Sprechen Sie so deutlich, dass man Sie trotz Korken versteht.
- Jetzt nehmen Sie den Korken aus dem Mund und wiederholen das Vorlesen.

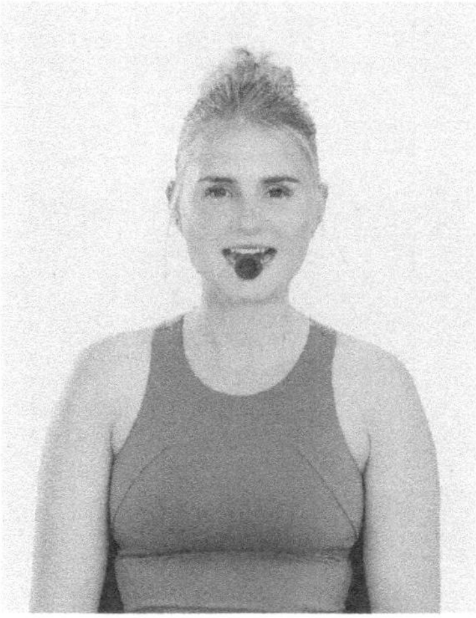

Abbildung 47: Sprechen mit Korken

- Merken Sie, dass Ihre Aussprache nun deutlicher geworden ist?
- Wie fühlen sich Ihr Kehlkopf und Ihr Hals an, wenn Sie jetzt sprechen?

Sie können diese Übung auch als Vorbereitung auf einen Stimmeinsatz durchführen. Es wird Ihnen dann leichter fallen, deutlich und kraftvoll zu sprechen, ohne dabei Ihre Stimme zu überlasten.

6. Atembogen

2 Minuten im Stehen
Für Stimme und Atmung

Bei dieser Übung lernt man, die Ausatmung zu verlängern und dabei kräftige Töne zu produzieren, ohne den Kehlkopf zu belasten. Das ist es nämlich, was viele machen, die laut sprechen oder mit kräftiger Stimme singen wollen: Sie drücken, quetschen und spannen den Kehlkopf über die Maßen an, um auf diese Art das Letzte aus sich herauszupressen, was man in der Regel dann auch hören kann.

- Sie stehen locker und aufrecht.
- Legen Sie beide Hände seitlich auf den Brustkorb.

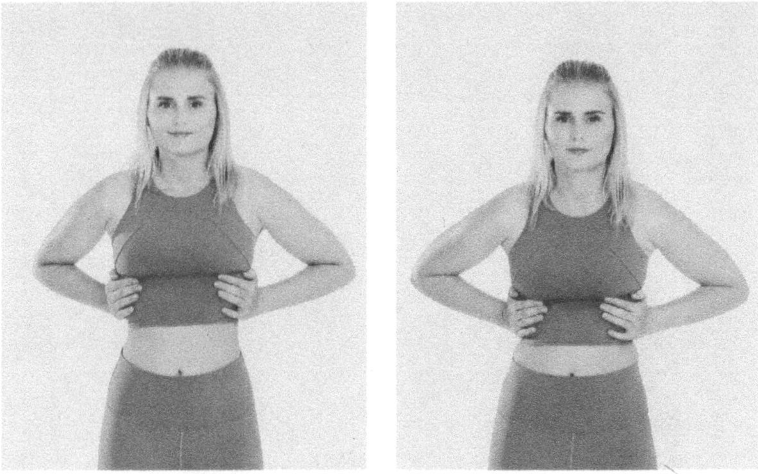

Abbildung 48: Atembogen – die Hände auf die Rippen gestützt

- Einatmen, dabei spüren, wie die Rippen sich heben und gegen die Hände drücken.
- Beim Ausatmen die Rippen gehoben lassen, Bauch einziehen.
- Schließlich auch die Rippen loslassen und ganz zu Ende ausatmen.
- Machen Sie eine gemütliche Zwischenatmung.
- 2-mal wiederholen.
- Jetzt das Ganze auf die gleiche Art wiederholen mit einem zischenden »Sss« (wie die Schlange Ka aus dem Film »Dschungelbuch«).
- 2-mal wiederholen.
- In der nächsten Runde brummen Sie ein stimmhaftes weiches »Mmmh« (wie bei Ihrem Lieblingsgericht).
- 2-mal wiederholen.
- Schlussrunde mit einem Ton, ein schönes »Uuu…«, so lange, wie es sich gut anfühlt.
- Nicht hauchen, also kein »Uhhh« oder »Huh« machen, sondern ein klares »Uuu« tönen.

Haben Sie gemerkt, wie Ihr Atembogen sich verlängert hat, wie kräftig das »U« geworden ist?

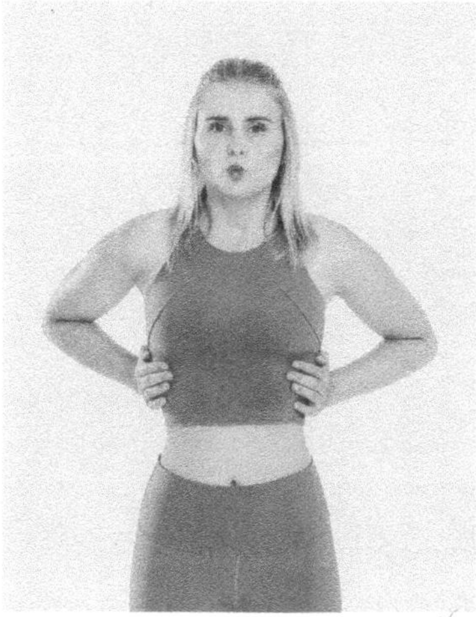

Abbildung 49: Sprechblase mit U

Lockerer Nacken

15 Minuten
Einiges davon auch am Arbeitsplatz möglich

Kombinieren Sie das Extra für den lockeren Nacken zum Basis-Programm, werden diese Übungen noch effektiver:

1. Nackendehnung
2. Augenübung
3. Armschwung
4. Tür-Move
5. Schulter-Gurtübung

1. Nackendehnung

3 Minuten im Sitzen
Für die hinteren und seitlichen Nackenmuskeln

Ziehen Sie bei dieser Übung nicht gewaltsam an Ihrem Nacken, sondern warten Sie, dass er sich allmählich lang macht.

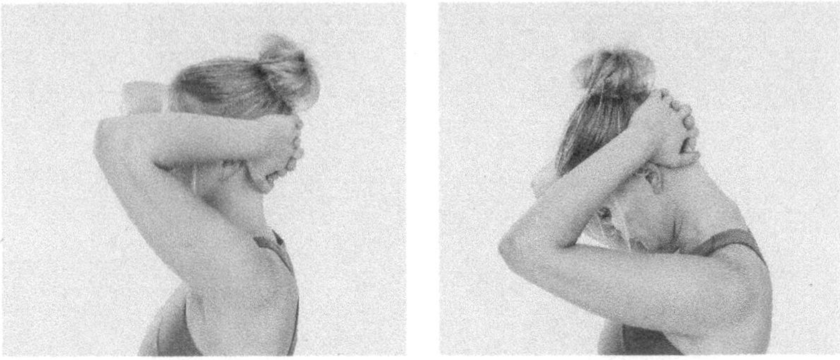

Abbildung 50: Nackendehnung

- Beide Hände hinter dem Kopf verschränken.
- Die Daumen liegen am Nacken an.
- Jetzt den Kopf nach hinten neigen und damit gegen den Kopf drücken.
- Allmählich den Druck reduzieren, sodass der Kopf mehr und mehr Richtung Brustbein kommt.
- Je nach Zustand Ihres Nackens werden Sie zwischen 5 und 10 Abstufungen machen, bis Ihr Kinn so nah zur Brust kommt, wie Ihre Nackenmuskeln es zulassen.
- 2 Wiederholungen.

2. Augenübung

2 Minuten im Sitzen
Zur Entspannung für Nacken und Augen

Die Übung hilft dem Vagusnerv, und man kann sie sogar auf dem Sofa machen.

Der Kopf bleibt in der Mitte, nur die Augen bewegen sich waagerecht hin und her:

- Sie sitzen oder stehen bequem.
- Suchen Sie sich irgendein Viereck im Raum mit den Augen (Rand des Monitors, Bild an der Wand, Tür oder Schrank).

- Schauen Sie von der rechten zur linken oberen Ecke wie auf einer Linie langsam hin und her.
- Der Kopf bleibt in der Mitte, nur die Augen bewegen sich langsam hin und her.
- 4-mal langsam hin- und herbewegen.

Augen fixieren, nur der Kopf bewegt sich in der Waagerechten:
- Jetzt einen Punkt in der Mitte auf der Linie fixieren.
- Den Kopf drehen, ohne den Punkt mit den Augen loszulassen.
- 4-mal hin- und herbewegen.

Kopf fixiert, nur die Augen bewegen in der senkrechten Linie:
- Den Punkt in der Mitte fixieren und die Augen von dort aus langsam nach unten und oben gehen lassen in einer senkrechten Linie, ohne den Kopf mitzubewegen.
- 6-mal wiederholen.

Augen fixieren, nur der Kopf bewegt sich in der senkrechten Linie:
- Den Punkt mit den Augen fixieren und mit dem Kopf nach unten und nach oben gehen.
- 6-mal wiederholen.

Bei der Übung werden die Bewegungen von Kopf und Augen entkoppelt, das schafft Freiraum für den Nacken und kann den Vagusnerv positiv beeinflussen. Der Nerv gehört zum autonomen Nervensystem und regelt viele Vorgänge unseres Körpers, zum Beispiel Atmen und Schlucken, und hilft bei der Entspannung.

3. Armschwung

2 Minuten
Spaß für Nacken und Schultern

Durch die Schwungbewegung der Arme kommen die Schultern in Bewegung, die wir im Alltag so oft steif halten, zum Beispiel am Computer, auf dem Rad oder im Auto.

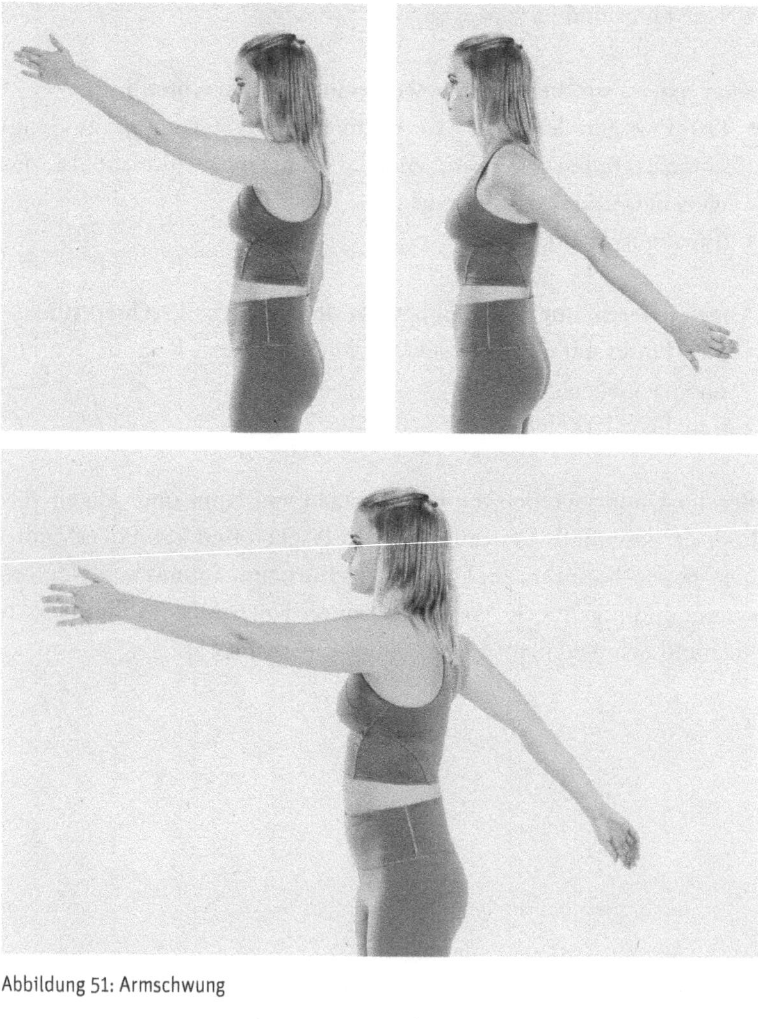

Abbildung 51: Armschwung

- Sie stehen mit lockeren Knien.
- Sie beginnen mit einer Seite, indem Sie den Arm nach vorn und hinten durchschwingen lassen.
- 10 Schwünge machen.
- Seitenwechsel – wieder 10 Schwünge machen.
- Beide Arme schwingen lassen, einer vor, der andere zurück.
- 10 beidseitige Schwünge machen und gegen Ende sanft ausschwingen lassen.

Auch wenn das Spaß macht, bitte am Anfang nicht mehr als 10 Schwünge üben und nur so weit schwingen, wie keine Schmerzen in den Schultern oder Armen auftreten.

4. Tür-Move

4 Minuten an Wand oder Tür
Für den oberen Rücken und die Schultern

Diesen simplen Tür-Move können Sie zwischendurch im Büro machen.

- Sie stehen vor einer Tür oder Wand.
- Und lehnen sich mit dem oberen Rücken dagegen.
- Die Arme sind angewinkelt neben dem Körper, die Ellenbogen zeigen nach unten, die Handrücken liegen an der Tür.
- Jetzt die Ellenbogen nach unten führen, ohne die Hände von der Tür zu lösen.
- Dann nach oben schieben, die Ellenbogen bleiben im Kontakt zur Tür.
- Schließlich berühren sich Ihre Hände über dem Kopf.
- Wer kann, schiebt die Unterarme übereinander.
- 3-mal wiederholen.

Sollte die Übung Sie oben auf den Schultern schmerzen, können Sie dort das Bindegewebe manuell zunächst etwas lockern (siehe »Teil II: Massagen und Selbstbehandlung«) oder den Armschwung machen, dadurch lockert es sich.

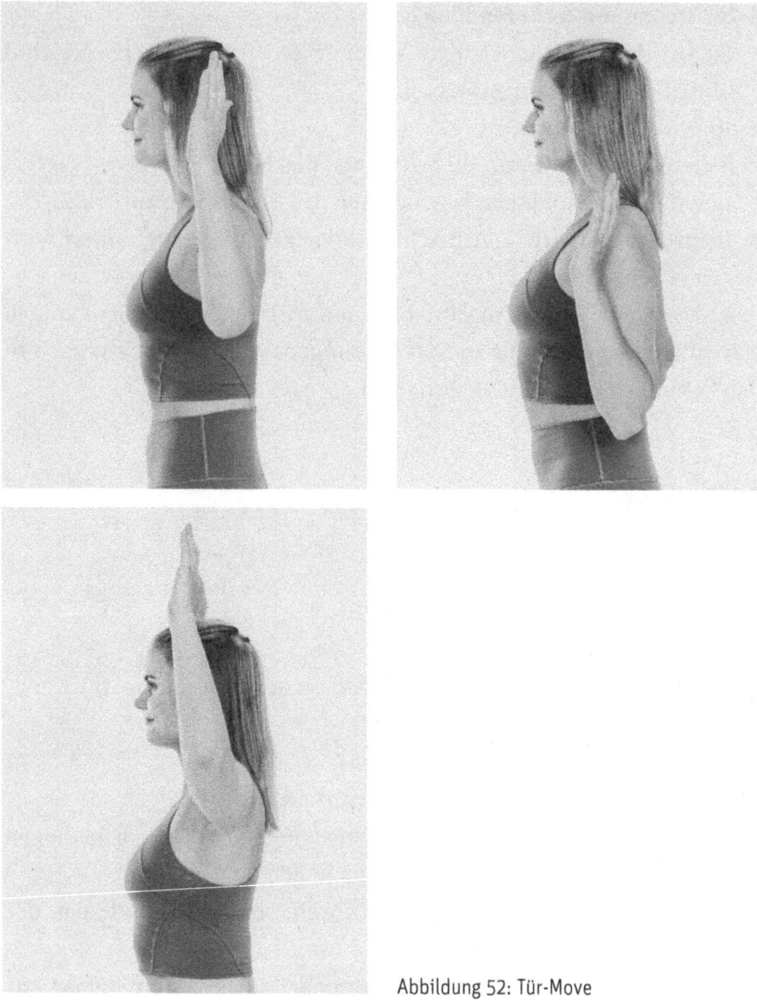

Abbildung 52: Tür-Move

5. Schulter-Gurtübung

3 Minuten mit dem Gurt
Für Nacken und Schultern

Diese Übung bringt den ganzen Oberkörper in Bewegung, entspannt Ihre Schultern und macht Spaß. Sie können sie im Büro ausführen oder wann immer Sie merken, dass Nacken und Schultern unter Spannung geraten sind. Sie benötigen dafür einen elastischen Gurt, zum Beispiel von Blackroll, oder ein Thera-Band.

- Stellen Sie sich aufrecht hin, und umfassen Sie den Gurt.
- Heben Sie die Arme über den Kopf.
- Ziehen Sie den Gurt nach außen und hinten.

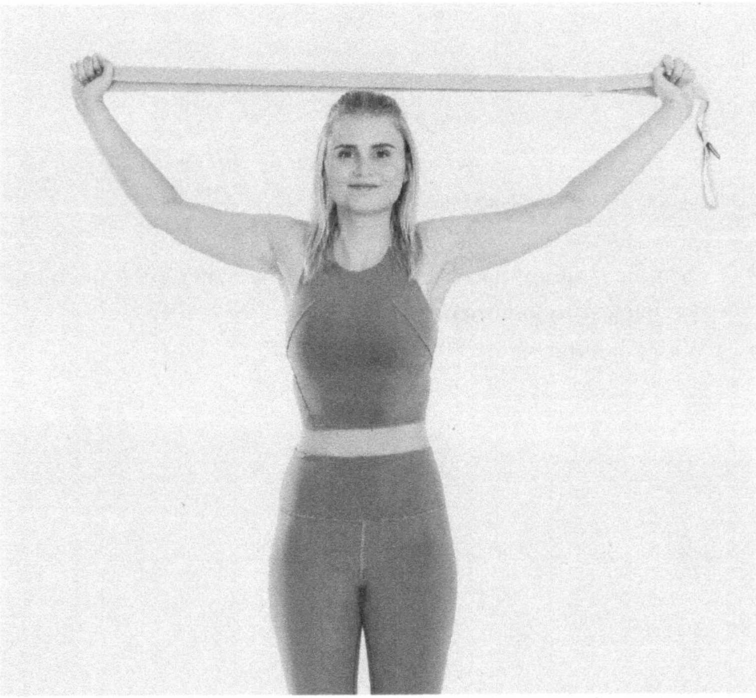

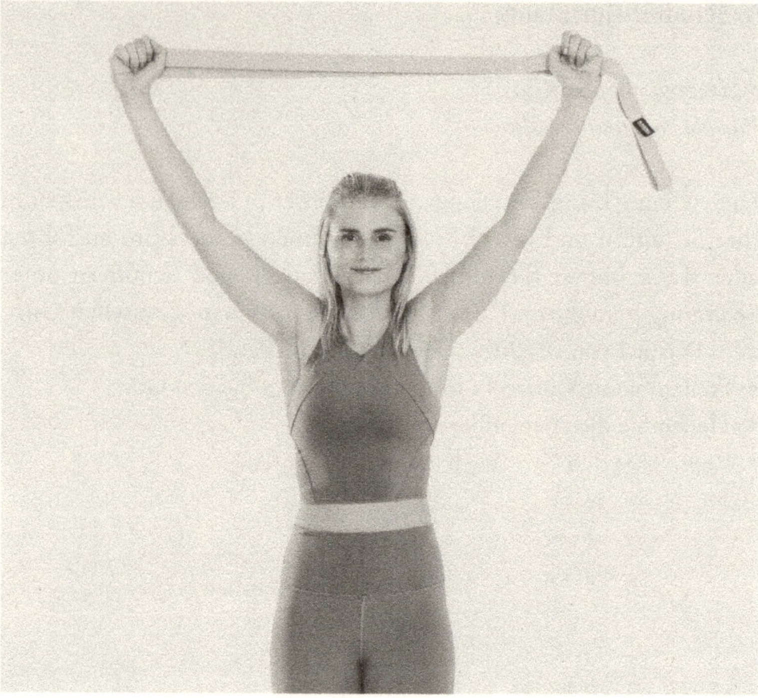

Abbildung 53: Schulter-Gurtübung – über Kopf

- Geben Sie langsam nach, sodass Ihre Arme näher zusammen und etwas nach vorn kommen.
- 5 Wiederholungen.

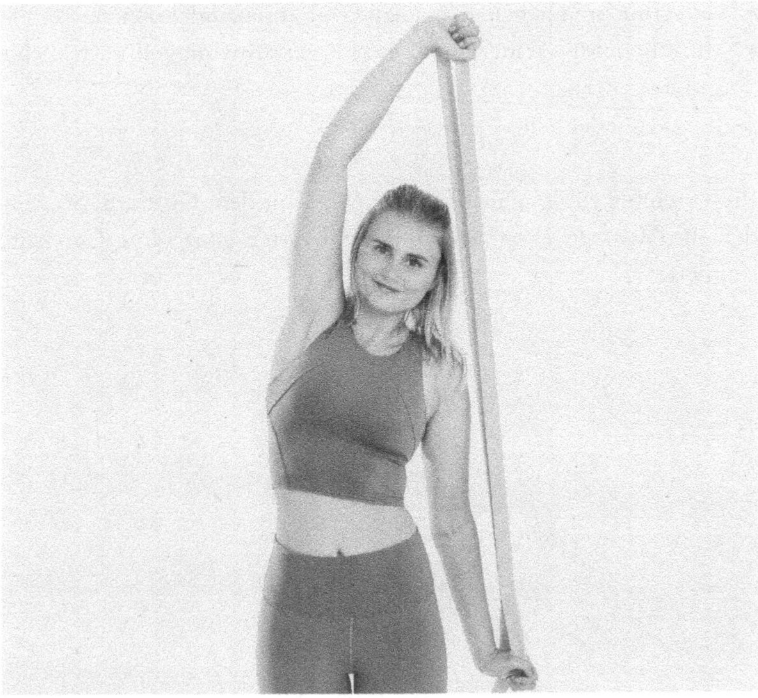

Abbildung 54: Schulter-Gurtübung – Bewegung nach unten

- Halten Sie einen Arm oben, während der andere sich gegen den Widerstand des Bands nach unten zu Ihrer Körperseite bewegt, und federn Sie zurück.
- Die andere Seite dehnt sich dabei.
- 3 Wiederholungen und Seitenwechsel.

- Die Arme breit heben, dabei den Gurt auseinanderziehen.
- Mit erhobenen Armen den Oberkörper schwungvoll nach rechts und links drehen.
- 3-mal zu jeder Seite.

Probieren Sie ruhig neue Möglichkeiten mit dem Gurt aus. So werden die Muskeln Ihrer Schultern und Arme ganz ohne Gewichte trainiert.

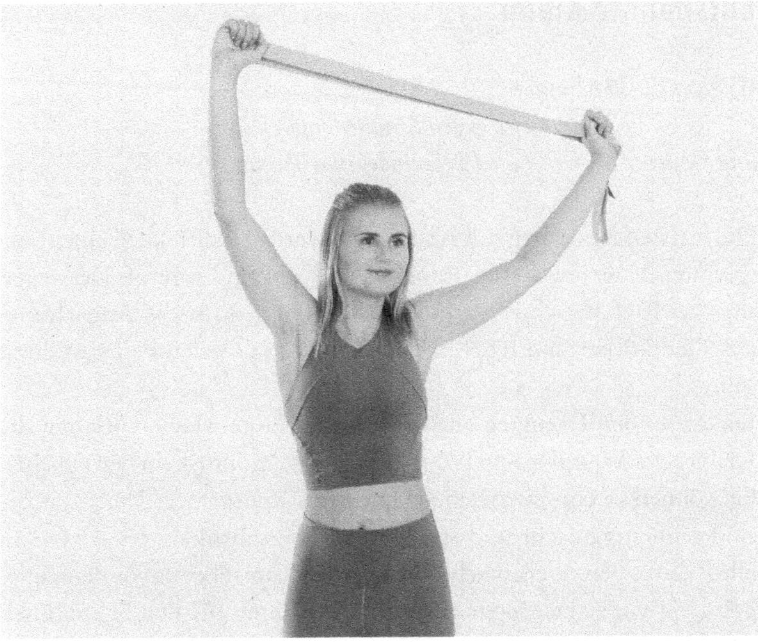

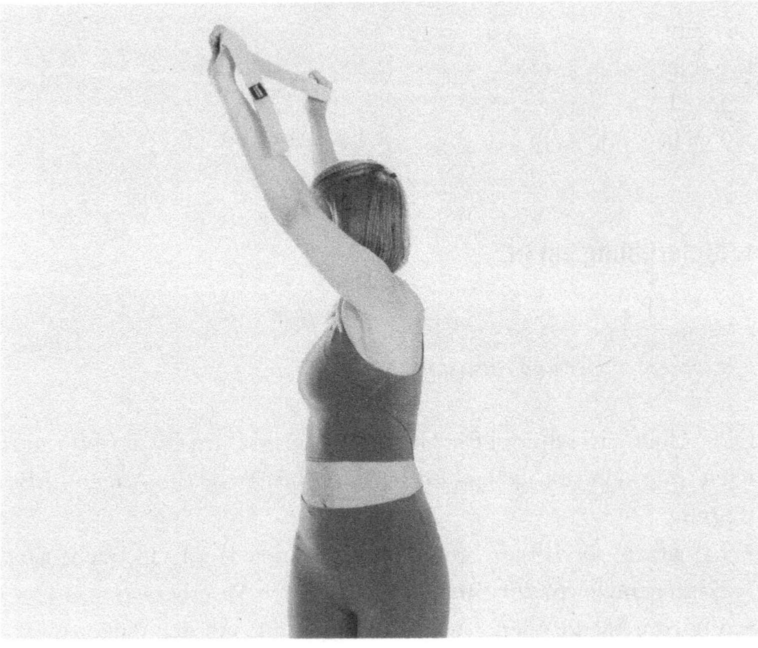

Abbildung 55: Schulter-Gurtübung, Auseinanderdrehung

Entspannte Kiefer

Weniger als 10 Minuten
Für lockere Kaumuskeln, gegen Schläfenkopfschmerz und Gesichtsschmerzen, bei Schwindel und Tinnitus

Die meisten Menschen mit Kieferbeschwerden haben auch einen verspannten Hals und Fehlhaltungen von Kopf und Rumpf. Deswegen sind bei Kieferbeschwerden die Basis-Übungen für die Aufrichtung von Oberkörper und Kopf hilfreich, die Sie auf jeden Fall ausführen sollten.
Die folgenden Übungen entspannen die Kaumuskeln, entlasten die Kiefergelenke und machen Zungen- und Mundmuskeln beweglicher. Sie können sie ein- bis zweimal täglich zur Routine werden lassen. Sie sind schnell gemacht und steigern die Beweglichkeit des Kiefers in alle Richtungen. Viele machen das morgens und abends vor dem Spiegel. Und wir haben sogar eine schnelle Übung für den Schreibtisch dabei!
Los geht's:

1. Kieferübung am PC
2. Der Löwe
3. Die liegende Acht

1. Kieferübung am PC

1 Minute
Für lockere Kiefer und entspannte Augen

Diese Übung ist sehr gut für Menschen, die im Büro etwas für lockere Kiefermuskeln tun wollen. Gleichzeitig bringt sie die Augen in Bewegung.

- Sie sitzen vor Ihrem Monitor, richten den Kopf auf, ziehen das Kinn ganz leicht zur Brust und öffnen den Mund etwas.
- Fixieren Sie die obere Kante Ihres Monitors mit den Augen.
- Dann bewegen Sie Ihren Unterkiefer und die Augen zusammen

nach rechts und anschließend nach links. Ganz langsam. Der Kopf bleibt fixiert. Der Kiefer leicht geöffnet.

- 5-mal hin- und herbewegen.

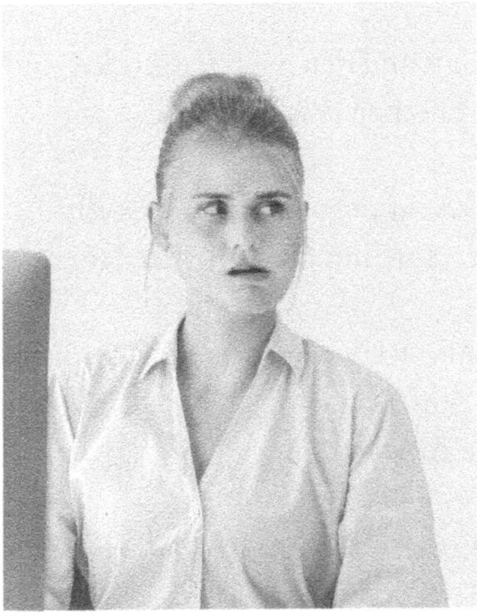

Abbildung 56: Kieferübung am PC

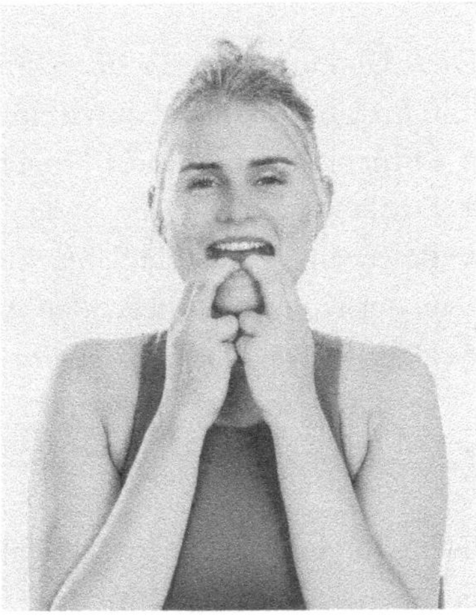

Abbildung 57: Der Löwe

2. Der Löwe

2 Minuten
Für entspannte Kaumuskeln

Bei dieser Übung werden Masseter- und Temporalismuskeln trainiert.

- Öffnen Sie Ihren Mund etwa 3 Zentimeter weit.
- Hängen Sie sich mit Zeige- und Mittelfinger beider Hände am Unterkiefer ein.
- Das Gewicht der Arme zieht nun Ihren Unterkiefer weiter nach unten in die Öffnung, und Ihre Kaumuskeln bewegen den Kiefer leicht nach oben wie zum Schließen.
- Machen Sie das sehr langsam, und Sie spüren dabei wahrscheinlich Stellen, die zittern. Dort verweilen Sie und machen kleine Bewegungen, bis es leichter geht.
- Am Ende öffnen Sie den Kiefer so weit wie möglich, strecken die Zunge weit heraus und fauchen wie eine Raubkatze.

3. Die liegende Acht

3 Minuten im Sitzen
Für noch mehr Entspannung im Kiefer

Diese Übung lockert die Flügelmuskeln und den Schläfenmuskel und hilft bei Überlastungen durch einen »falschen Biss«.

- Öffnen Sie den Mund 1 Finger breit.
- Denken Sie sich die liegende Zahl Acht (∞) vor Ihrem Gesicht.
- Bewegen Sie nun den Unterkiefer, ohne ihn zu schließen, langsam in der Kontur der liegenden Acht.
- Dabei bewegt sich Ihr Kiefer in alle Richtungen: zur Seite, nach vorn, zur anderen Seite und nach hinten.
- 5-mal mit dem Kiefer die liegende Acht entlanggehen.

Wenn Ihnen die Übung schwerfällt, können Sie sie auch vor dem Spiegel üben.

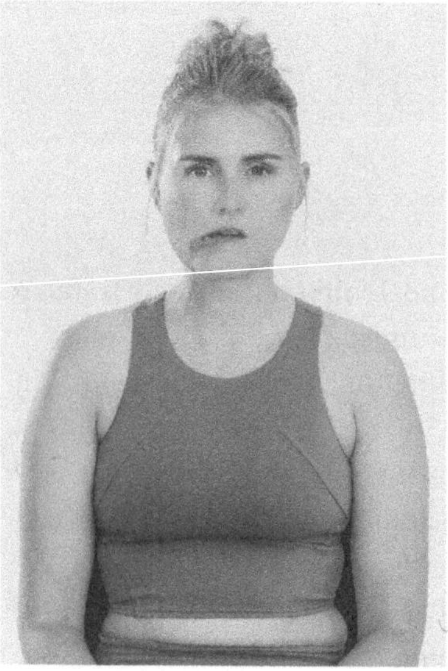

Abbildung 58: Die liegende Acht

FAQs zu den Übungen

Muss ich wirklich auch die Basis-Übungen machen?
Die ganz Fixen denken sich vielleicht: »Da mache ich doch nur die spezielle Übung, die zu meinem Problem passt, das kostet weniger Zeit und geht schneller.« Das wäre schade, denn die Extras bauen auf der Basis auf und sind viel wirksamer, wenn die Aufrichtung besser geworden ist. Und manchmal helfen die Basis-Übungen sogar schon so gut, dass die Extras überflüssig geworden sind.

Wie lange dauert es, bis ich eine Verbesserung merke?
Das hängt von Ihnen, Ihren Beschwerden, Ihrem Körper ab und von der Art, wie Sie die Übungen machen. Oft spürt man direkt nach der Übung eine Verbesserung, manchmal dauert es länger. Haben Sie Geduld mit sich. Verspannungen zu entwickeln, ist ein Prozess, sie zu lösen, auch. Nach vier Wochen (fast) täglichen Übens sollten Sie eine Veränderung bemerken.

Ich bin körperlich eingeschränkt und kann nicht alle Übungen machen. Was kann ich tun?
Sollten Sie körperlich etwas eingeschränkt sein, sodass Sie einzelne Übungen nicht ausführen können, üben Sie nur das, was im Moment geht. Das ist auf jeden Fall besser, als nichts zu tun. Manchmal kann man die gleiche Übung ein paar Wochen später noch einmal probieren und merkt dann, dass es nun besser geht.

Was ist, wenn ich beim Üben Schmerzen bekomme?
Üben Sie nie in den Schmerz hinein. Versuchen Sie es langsamer, achtsamer, sanfter. Hilft das nicht, lassen Sie die Übung erst einmal beiseite. Es kann sein, dass es in ein paar Wochen geht, wenn Sie durch die anderen Übungen schon lockerer geworden sind. Kommen Schmerzen erst einen Tag nach dem Üben, zum Beispiel in den Schultern, kann es sich auch um einen harmlosen Muskelkater handeln.

Ich habe einen Bandscheibenvorfall oder eine -vorwölbung und Angst, den Hals zu bewegen. Was kann ich tun?

Wenn man Ihnen nicht ausdrücklich gesagt hat, dass Sie sich nicht bewegen dürfen, tun Sie es! Sie können zunächst kleine Bewegungen machen, die Schwungübungen für den Nacken erst einmal weglassen und sich auf diese Art langsam herantasten. So merken Sie allmählich selbst, wie Ihr Bewegungsradius sich entwickelt. Wir haben noch nie erlebt, dass langsame Übungen, achtsam ausgeführt, einen Schaden anrichten.

Ich mache die Übungen, aber ich habe immer noch Beschwerden. Was kann ich tun?

Vielleicht brauchen Sie zusätzlich eine manuelle Behandlung. Lesen Sie, was Sie selbst tun können, und probieren Sie es aus. Hilft das nicht, können Sie beispielsweise einen Pohltherapeuten oder eine Pohltherapeutin aufsuchen (siehe »Ausblick« am Ende des Buchs).

Teil III

Massagen und Selbstbehandlungen

Die im Folgenden beschriebenen Anwendungen ergänzen unsere Übungen, indem die verspannten Bindegewebe und Muskeln weiter gelockert werden. In den Muskeln behandeln wir Triggerpunkte und die Faszien mit einer Bindegewebsmassage.

Sie erzielen gute Ergebnisse, indem Sie ein- oder zweimal die Woche für etwa eine halbe Stunde massieren. Das tägliche Praktizieren für ein paar Minuten ist ebenfalls möglich, wenn Sie merken, dass es Ihnen guttut.

Als Selbstbehandlungsmaßnahmen erklären wir Ihnen

- **die Halsbehandlung** bei Beschwerden am Hals und Kehlkopf,
- **die Nackenbehandlung** bei Kopf- und Nackenschmerzen, Schwindel und Tinnitus sowie bei Halsbeschwerden, wenn die Halsbehandlung allein nicht geholfen hat,
- **die Kieferbehandlung** bei verspannten Kaumuskeln, Schläfenkopfschmerz und Zahnschmerzen ohne Zahnbefunde und als Ergänzung der Halsbehandlung.

Die Bindegewebsbehandlung

Wir setzen eine Rollmassage ein und zeigen Ihnen Schritt für Schritt, wie's geht: Zum Einstieg üben Sie am Handrücken. Sie nehmen dort mit der anderen Hand eine Hautfalte zwischen Daumen und Ihre übrigen Finger und rollen sie hin und her. Dabei üben Sie so viel Druck aus, dass eine Art »Zwickgefühl« entsteht, das Sie gut aushalten können. Je langsamer Sie rollen, desto besser. Die Haut ist dort dünn und gut zu greifen. Sie werden merken, dass es gar nicht schwer ist. Sie können sich dabei zuschauen und spüren, wie es sich anfühlt.

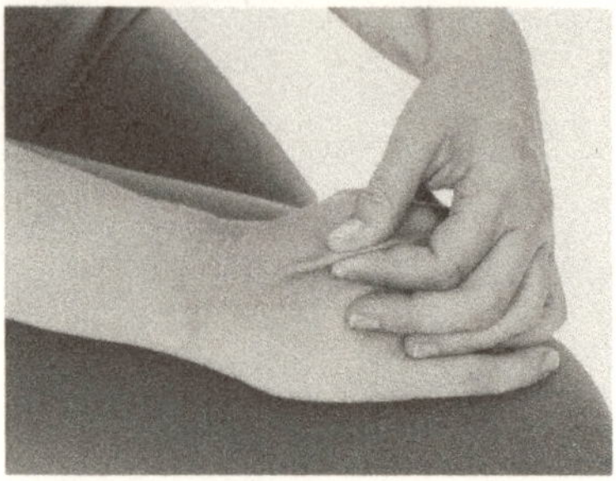

Abbildung 59: Bindegewebsmassage – Detail der Rollbewegung

Faszien können sich bei Stress, Entzündung und Verletzung zusammenziehen. Hält dieser Zustand an, nennen die einen das »Verfilzung«, die anderen »Verklebung«, wieder andere sagen, es sei verspannt. Wenn man eine Hautfalte zwischen Daumen und Zeigefinger nimmt und mit den Fingern rollt, schmerzt lockeres, gesundes Bindegewebe nicht, »verfilztes«, verspanntes schon.
Sie können Bindegewebe am Hals, am Gesicht und am Nacken mit Ihren Händen behandeln, Schritt für Schritt je nach Ihren Beschwerden.

Die Muskelbehandlung

Bei der Behandlung von Triggerpunkten in der Muskulatur wird Druck ausgeübt, entweder mit den Fingern oder (am Nacken und im oberen Rücken) einem Ersatz dafür; das kann eine Faszienrolle oder ein Massagetool sein.
Am Hals vorn benutzen wir die Hände für diesen sensiblen Bereich, denn wir brauchen gar nicht viel Druck, um die Muskulatur zu lockern.

Die Halsbehandlung

Unsere Halsbehandlung können Sie entweder in »kleinen Portionen« täglich 10 Minuten machen oder ein- bis zweimal die Woche einen größeren Bereich massieren. Sie lockert Muskeln und Bindegewebe und ist angezeigt bei folgenden Beschwerden:

- Kloß im Hals
- Räuspern
- Reizhusten
- Verschleimung
- Stimmstörungen und Heiserkeit
- Halsschmerzen ohne Befund
- Überempfindlichkeit und Kältegefühl am Hals vorn

Die Halsbehandlung umfasst folgende Maßnahmen:

1. Das Bindegewebe am Hals massieren
2. Muskelbehandlung am Hals

Beginnen sollten Sie mit dem Bindegewebe. Das ist nicht schwierig und hat oft schon einen bemerkenswerten Effekt.

1. Das Bindegewebe am Hals massieren

Die Rollmassage, die Sie am Handrücken ausprobiert haben, kann nun auch an den »Problemzonen« angewandt werden, also dort, wo Ihre Beschwerden sitzen.
Machen Sie sich zunächst mit der Region vertraut: Streichen Sie mit den Fingern darüber, drehen Sie Ihren Kopf dabei, und fühlen Sie, was sich unter den Fingern bewegt. Neigen Sie den Kopf nach hinten und nach vorn, und fühlen Sie, wie diese Bewegung Ihr Gewebe spannt. Bewegen Sie auch Ihren Kehlkopf, indem Sie sprechen und schlucken, und spüren Sie die Bewegung unter Ihren Fingern. Fangen Sie dort an, wo Sie Ihre Missempfindung am deutlichsten spüren.

Rollen Sie die Haut zwischen Ihren Fingern wie oben erklärt. Wenn Sie eine »verfilzte« Stelle gefunden haben, spüren Sie ein scharfes, schneidendes Gefühl. Dieses entsteht wie gesagt nur dann, wenn das Gewebe »verfilzt« ist und behandelt werden sollte, und bedeutet, dass Sie eine geeignete Stelle gefunden haben. In normalem Gewebe entsteht nur Druck, aber kein Schmerz.
Sie können unterschiedlich dicke Hautfalten rollen und in verschiedene Richtungen greifen und rollen. »Falsch« oder »kaputt« machen werden Sie dabei nichts. Also nur Mut, es kann sich lohnen.

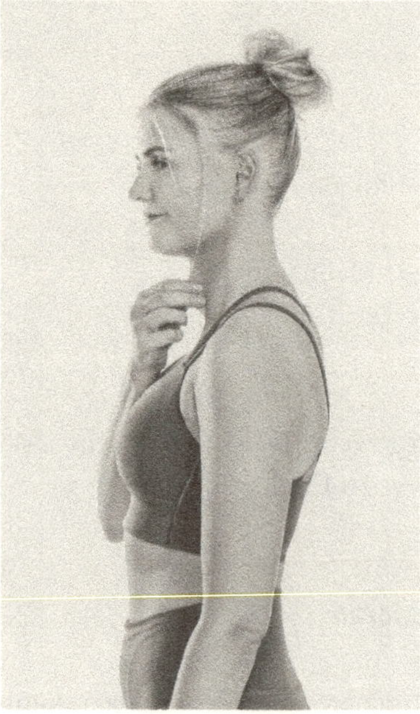

Abbildung 60: Bindegewebe am Hals massieren

Ihr Ellenbogen zeigt nach unten, sodass Ihr Unterarm bequem auf dem Brustkorb abgestützt werden kann.
Arbeiten Sie langsam, üben Sie nur so viel Druck aus, wie Sie gut atmen können, und lassen Sie den Bauch locker dabei. Machen Sie immer wieder kurze Pausen. Machen Sie das ungefähr 10 Minuten lang, und hören Sie dann auf.
Betrachten Sie die Abbildung, in der wir den Hals in 3 Zonen aufgeteilt haben:

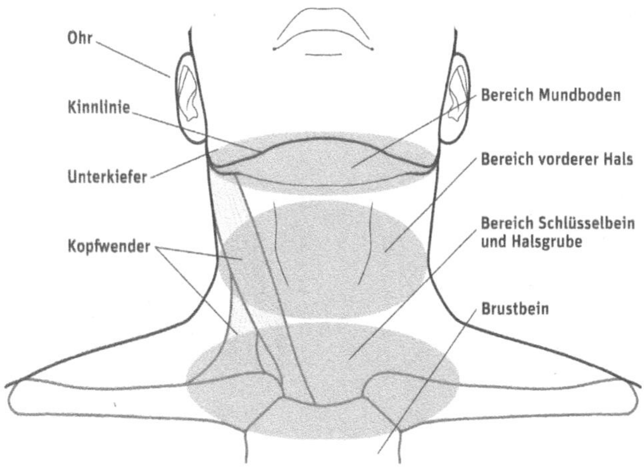

Abbildung 61: Mundboden, Kehlkopf- und Schlüsselbeinbereich

1. Mundboden,
2. Kehlkopf- und
3. Schlüsselbeinbereich.

Sind Sie unsicher, beginnen Sie am Mundboden und gehen von dort bis zu den Schlüsselbeinen:
1. Bindegewebsbehandlung am Mundboden: Man geht bis zur Kinnlinie und rechts und links bis zu den Kieferwinkeln. Manchmal entsteht während des Rollens auch sofort die Missempfindung, die Sie sowieso dort spüren. Das ist ein gutes Zeichen, denn Sie wissen nun, dass Sie genau an der richtigen Stelle sind. Rollen Sie mit so viel Intensität sehr langsam weiter, dass Sie noch gut atmen können. Machen Sie das so lange, bis das schneidende Gefühl etwas nachlässt.
2. Bindegewebsmassage am Hals vorn: Eine gute Möglichkeit ist, das Bindegewebe auf und um den Kehlkopf herum zu rollen. Keine Angst, der Kehlkopf nimmt Ihnen das nicht übel, genauso wenig wie die Schilddrüse. Im Gegenteil: Gelockertes Bindegewebe hilft beiden Organen, besser zu funktionieren. Wir wissen, dass das schon ordentlich zwicken kann. Wenn Sie dranbleiben, haben Sie jedoch die Chance, dass sich Ihr Hals lockert und besser anfühlt, und manchmal

merkt man das beinahe sofort. Rollen Sie, bis Sie merken, dass das Zwicken weniger wird.

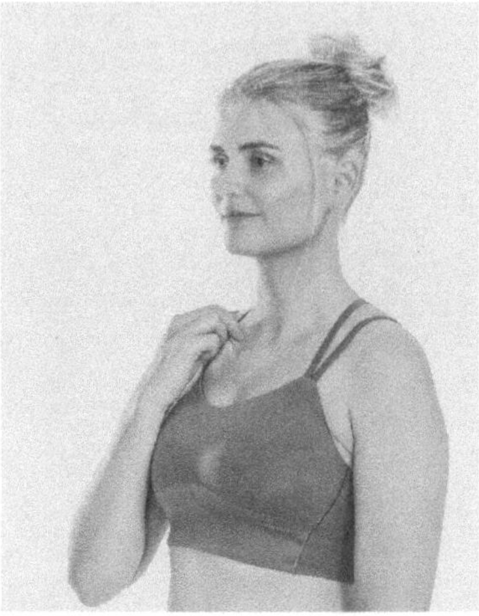

Abbildung 62: Bindegewebsbehandlung an den Schlüsselbeinen

3. Bindegewebsbehandlung an den Schlüsselbeinen: Schließlich können Sie auch das Bindegewebe in der Halsgrube vorn und auf den Schlüsselbeinen rollen, das nimmt Spannung aus dem Hals und kann die Beweglichkeit des gesamten Halses verbessern. Einfacher wird das, wenn Sie liegen oder den Kopf etwas nach vorn beugen, dann ist das Gewebe leichter zu greifen. Rollen Sie langsam und fahren Sie damit fort, bis es weniger unangenehm wird.

In einer Sitzung sollte eine solche Behandlung insgesamt maximal etwa 30 Minuten dauern. Machen Sie anschließend zwei bis sieben Tage Pause, je nachdem, wie Sie sich fühlen, und wiederholen Sie die Behandlung dann. Es kann sein, dass Ihre Haut sich danach ein, zwei Tage empfindlich anfühlt, wie ein Sonnenbrand etwa. Das ist normal und vergeht wieder von allein.

Wenn Sie es nicht allein schaffen, können Sie jemand fragen, Mann oder Freundin, Bruder oder Mutter, oder Sie lassen sich professionell behandeln, zum Beispiel von einem Pohltherapeuten oder einer Pohltherapeutin.

2. Muskelbehandlung am Hals

Bei der Muskelbehandlung suchen Sie nach Triggerpunkten in den Muskeln Ihres Halses. Schauen Sie sich Abbildung 61 an, und gehen Sie Schritt für Schritt vor. Wenn Sie einen Triggerpunkt gefunden haben, löst Ihre Massage einen Druckschmerz aus. Drücken Sie nur so fest, wie Sie noch gut atmen können, und lassen Sie den Bauch dabei locker. Sie können für ungefähr 1 bis 2 Minuten auf einen schmerzhaften Punkt drücken und suchen dann den nächsten.

1. Die Kinnlinie und den Mundboden massieren: Wir beginnen mit der Kinnlinie. Drücken Sie mit dem gebogenen Daumen unterhalb Ihres Kinns in das weiche Gewebe. Wenn Sie gleichzeitig die Zunge an den Gaumen drücken, spüren Sie die Arbeit der Muskeln im Mundboden. Auch beim Schlucken merken Sie, wie die Muskulatur kurz anspannt und dann wieder weicher wird. Massieren Sie dort besonders an Stellen, die druckempfindlich sind. Sie können mit den beiden Daumen das Gewebe etwas auseinanderziehen.

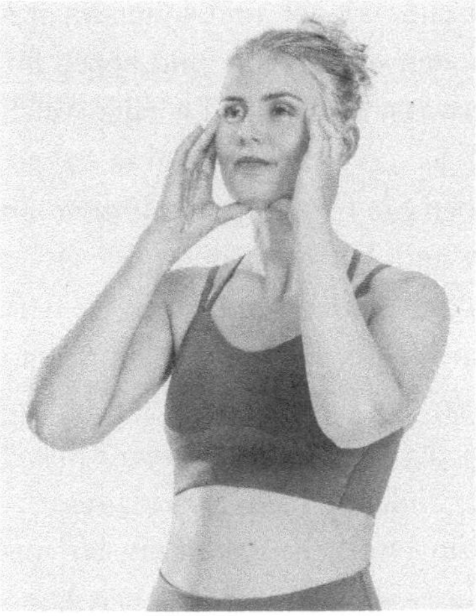

Abbildung 63: Den Mundboden massieren

2. Massage der Sternocleido-Muskeln mit dem Pinzettengriff (Zeigefinger mit opponiertem Daumen): Drehen Sie vor einem Spiegel den Kopf zu einer Seite. Auf der Seite sehen Sie einen Strang, der von den Schlüsselbeinen bis zum Ohr reicht. Das ist der Kopfwender-Muskel.

Seine unteren Teile sind häufig an der Entstehung von Kloßgefühlen und Enge im Hals beteiligt, deshalb wollen wir sie lockern.

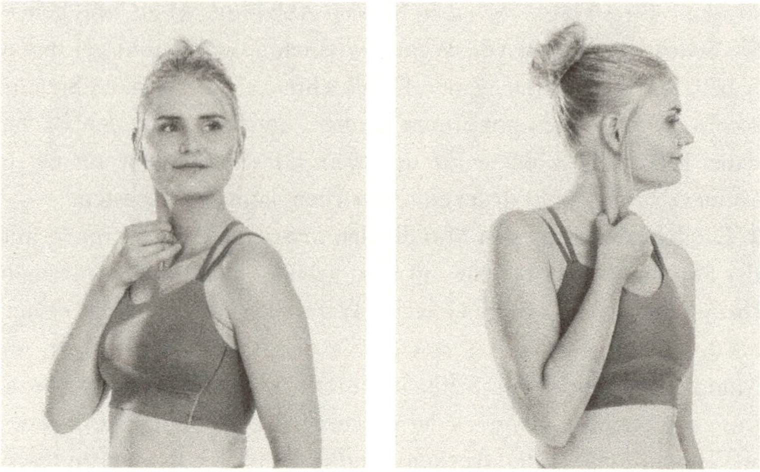

Abbildung 64: Den Sternocleido-Muskel mit dem Pinzettengriff massieren

Greifen Sie den unteren Teil bei gedrehtem Kopf, und halten Sie ihn zwischen Ihren Fingern. Neigen Sie den Kopf leicht, und heben Sie ihn wieder, sodass der Muskel sich etwas anspannt und wieder weich wird, die Finger halten nur. Wenn Sie dort Triggerpunkte haben, schmerzt diese Massage etwas. Bleiben Sie für ein paar Minuten an einer Stelle, bis es leicht besser wird, und danach wandern Sie etwas aufwärts mit dem Pinzettengriff. Möglicherweise entdecken Sie tiefe Fasern, die ausgesprochen empfindlich sind. Bleiben Sie dran, und arbeiten Sie mit ruhigem Atem weiter.
Schauen Sie sich die Abbildung 61 an, dann sehen Sie, wie der Muskel verläuft. Machen Sie das auch auf der anderen Seite Ihres Halses.
Sie werden nach der Nackenbehandlung merken, dass Sie etwas deutlicher sehen oder Ihre Nasenatmung sich verbessert hat. Das kann das Resultat der Lockerung Ihrer kurzen und langen Nackenmuskeln sein. Bei einer diagnostizierten Hals-Instabilität sollten Sie keine Nackenübungen oder -selbstbehandlungen vornehmen, ohne mit Ihrem Arzt Rücksprache gehalten zu haben.

Die Nackenbehandlung

Die hier beschriebenen Behandlungen für den Nacken können Sie zwei- bis dreimal in der Woche machen. Es kann sein, dass Sie schon bald eine Besserung spüren.
Die Nackenbehandlung ist geeignet bei folgenden Beschwerden:

- Nackenschmerzen
- Spannungsgefühle
- Kopfschmerzen
- Tinnitus und Schwindel
- verspannte Schultern
- Schmerzen und Missempfindungen, die bis in die Finger ausstrahlen
- Schwierigkeiten, den Kopf zu drehen oder zu neigen, die bis in die Brustwirbelsäule ziehen
- chronisch vorgeschobene oder gebeugte Kopfhaltung
- Rundrücken

Die Nackenbehandlung umfasst folgende Maßnahmen:

1. Den oberen Rücken ausrollen
2. Den Nacken ausrollen
3. Triggerpunkte im Nacken behandeln
4. Das Bindegewebe im Nacken massieren
5. Den Mastoid massieren

1. Den oberen Rücken ausrollen

Manche Nackenmuskeln ziehen bis in die Brustwirbelsäule. Um sie zu erreichen, rollen wir die obere Brustwirbelsäule mit der Faszienrolle aus. Dabei öffnet sich gleichzeitig der Brustkorb. Das hilft bei der Aufrichtung und gegen den Rundrücken.

- Setzen Sie sich auf Ihre Matte, und legen Sie Ihre Rolle hinter sich.
- Nehmen Sie Ihren Hinterkopf in Ihre verschränkten Hände.

- Die Beine sind körpernah aufgestellt.
- Heben Sie Ihr Becken an, und lassen Sie sich nach hinten auf die Rolle nieder.
- Sie liegen jetzt mit den Schulterblättern auf der Rolle
- Rollen Sie sehr langsam ungefähr bis dahin, wo bei Frauen der BH-Verschluss sitzt.
- Sie stützen dabei Ihren Hinterkopf.
- Rollen Sie einige Male, aber nicht mehr als 10-mal sehr langsam auf und ab.

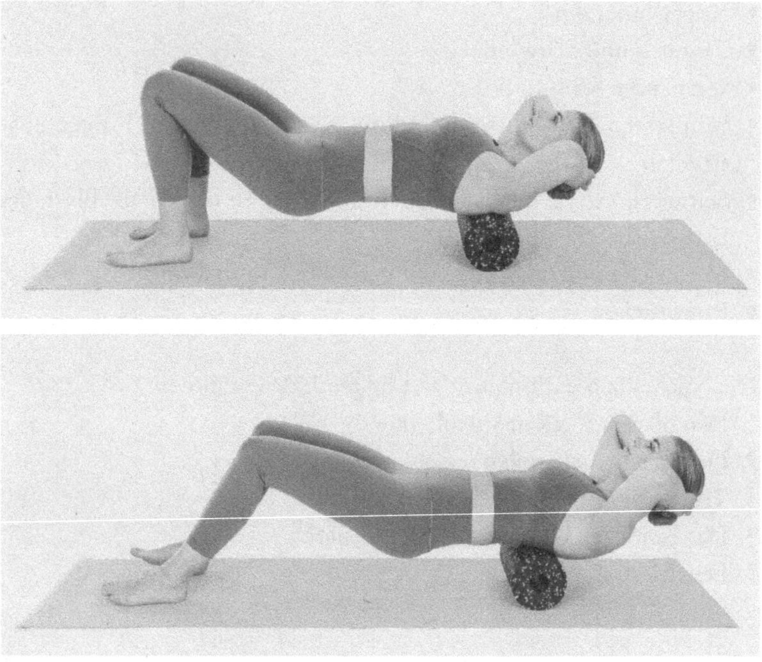

Abbildung 65: Den oberen Rücken ausrollen

2. Den Nacken ausrollen

Hier benutzen wir die Faszienrolle, um Triggerpunkte zu massieren. Legen Sie sich kurz ohne Kissen auf die Matte, und spüren Sie, wie Ihr Kopf aufliegt. Machen Sie auch einen Test, wie weit Sie Ihren Kopf nach rechts und links drehen können, und merken Sie sich das Ergebnis.

- Sie liegen auf dem Rücken, die Beine sind angestellt.
- Die Faszienrolle legen Sie sich unter den Hinterkopf, sodass sie am Übergang zum Hals liegt.
- Sie nicken mit dem Kopf leicht nach vorn und nach hinten.
- 6 Wiederholungen.
- Dabei spüren Sie, wie verhärtete Stellen durch die Rolle massiert werden.

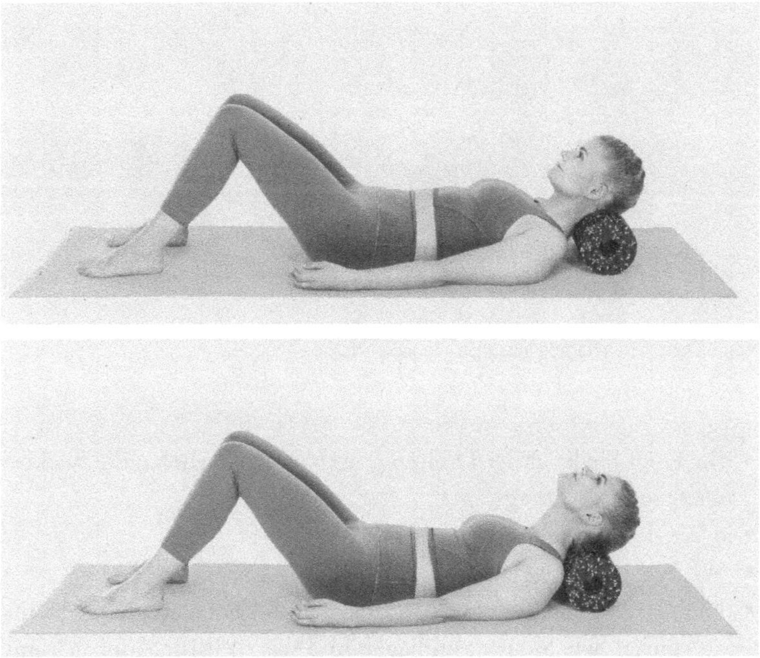

Abbildung 66: Den Nacken ausrollen – Nicken

- Sie drehen jetzt den Kopf so weit nach rechts und links, wie es Ihnen ohne Schmerz möglich ist.
- Machen Sie das sehr langsam, und verweilen Sie dort, wo Sie besonders empfindlich sind.
- Drehen Sie den Kopf 3-mal auf jede Seite.

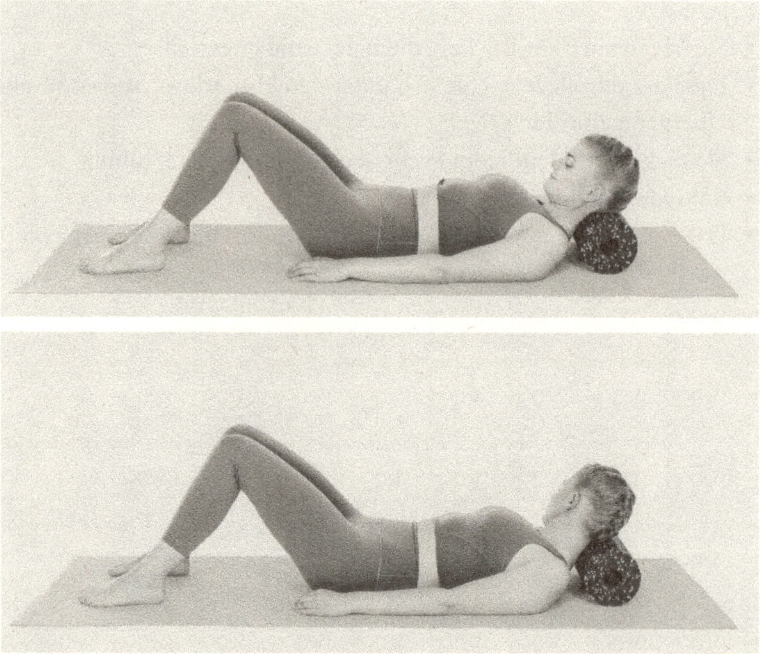

Abbildung 67: Den Nacken ausrollen – links/rechts

- Ihr Kopf bleibt in der Drehung, und Sie wiederholen die Nickbewegung des Anfangs.
- 6 Wiederholungen.
- Wechseln Sie die Seite.
- Nehmen Sie die Rolle weg, und bleiben Sie noch etwas liegen, um zu spüren, wie Sie jetzt aufliegen und wie weit Ihr Kopf sich nun drehen lässt. Wenn nötig, legen Sie ein kleines Kissen unter. Setzen Sie sich langsam auf.

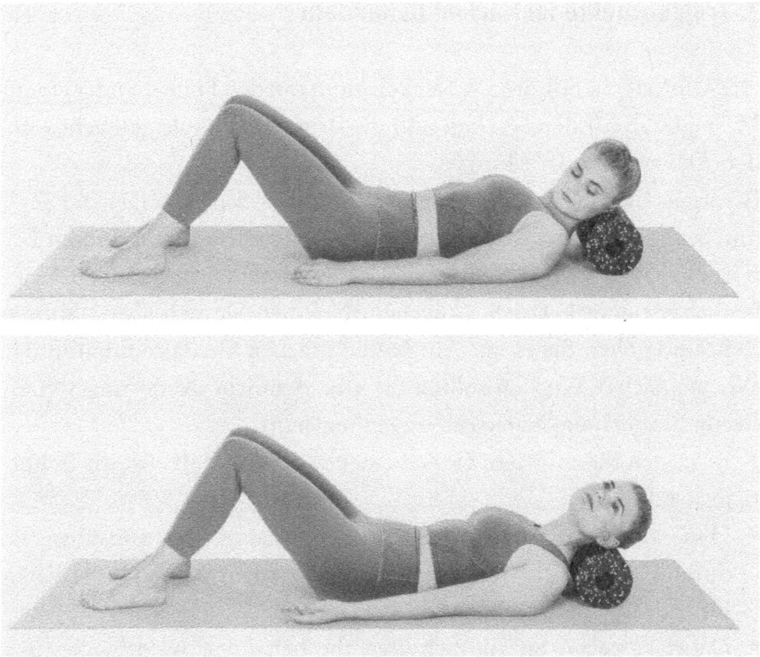

Abbildung 68: Den Nacken ausrollen – komplett

Es kann sein, dass Sie danach eine Veränderung bemerken, die Sie irritieren könnte, nämlich dass es mehr knirscht, wenn Sie den Kopf drehen. Das ist normal und kommt vermutlich daher, dass die Bandscheiben zwischen den Halswirbeln durch die eingeschränkte Beweglichkeit etwas trocken geworden sind und nun erst einmal wieder Gewebswasser aus der Umgebung aufnehmen müssen.
Einige Minuten nach der Übung können Sie auch bemerken, dass Hals und Hinterkopf warm werden. Das ist ein gutes Zeichen, denn es zeigt, dass die Durchblutung gestiegen ist.

3. Triggerpunkte im Nacken behandeln

Die Muskelbehandlung am Nacken kann mit den Händen oder einem Massagestab für den Nacken und die Brustwirbelsäule gemacht werden. Das entlastet Ihre Finger.

Besorgen Sie sich einen Massagestab (zum Beispiel »MassageFee«), und bearbeiten Sie damit die Triggerpunkte in Ihren Muskeln im Bereich von Nacken und Schultern. Das kann man tatsächlich auch nebenbei vor dem Fernseher machen. Nehmen Sie sich also 1 Stunde Zeit, und gehen Sie es an. Am besten machen Sie das einmal in der Woche, nach 4 Wochen sollten Sie eine deutliche Änderung spüren (wenn Sie auch die Nackenübungen machen).

- Beginnen Sie mit dem Gewebe neben Ihrem Hals, wo die Schultern anfangen.
- Hängen Sie Ihren Arm quasi an den Massagestab, und üben Sie durch das Gewicht Ihres behandelnden Arms den erforderlichen Druck aus.
- Dabei bewegen Sie die Schulter, die behandelt wird, nach oben zum Ohr und herunter.
- Bleiben Sie nur so lange auf einem Punkt, bis der zu spürende Druckschmerz abnimmt, und atmen Sie ruhig weiter.
- Nimmt der Schmerz ab, wandern Sie zum nächsten Punkt.

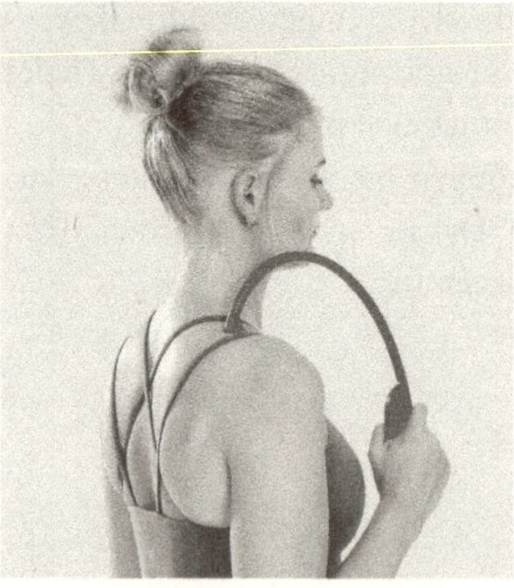

Abbildung 69: Massagestab am Trapezius

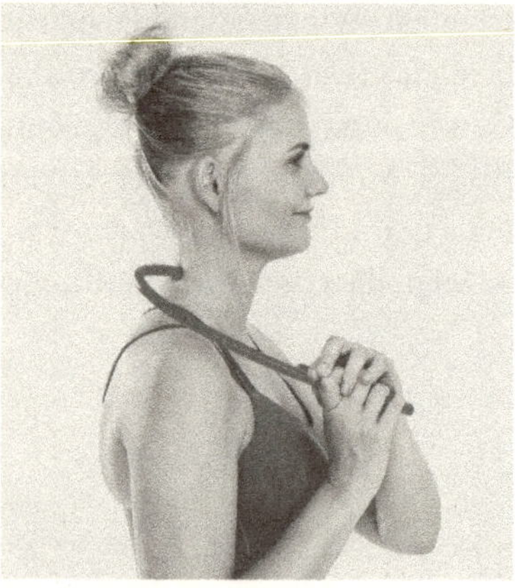

Abbildung 70: Massagestab an Nackenstreckern

- Wenn Sie viele Triggerpunkte haben, kann es sein, dass Sie auf einer Seite 10 Minuten zugange sind. Ruhen Sie sich etwas aus, und wechseln Sie dann zur anderen Seite.
- Dann suchen Sie Punkte auf den Muskelsträngen neben Ihrer Halswirbelsäule auf die gleiche Art.
- Wandern Sie mit dem Massagestab in den Bereich zwischen Ihren Schulterblättern am oberen Rücken.
- Bewegen Sie dabei die zu behandelnde Schulter abwechselnd nach vorn und hinten.
- Wechseln Sie auch die Behandlungshand, wenn Sie die andere Seite bearbeiten.

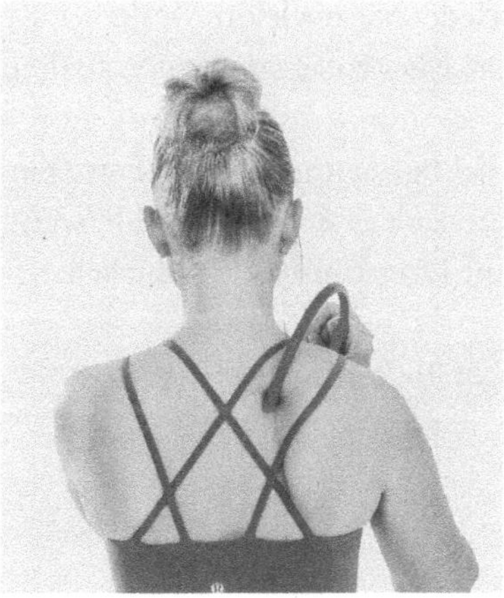

Abbildung 71: Massagestab zwischen Schulterblättern

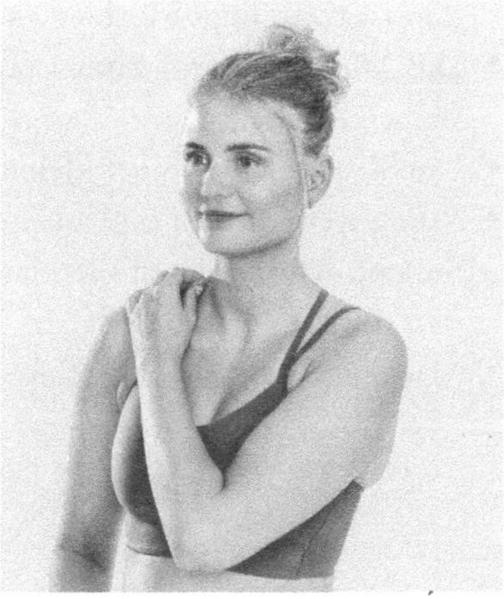

Abbildung 72: Das Bindegewebe des Nackens behandeln

4. Das Bindegewebe im Nacken massieren

Unter Grundlagen der Bindegewebsbehandlung ist diese Art der Massage bereits erklärt und die Vorgehensweise erläutert (siehe den Abschnitt »Die Bindegewebsbehandlung« am Anfang von Teil II):

- Am Nacken können Sie eine Hautfalte Ihres Nackens oder hinteren Halses zwischen die Finger nehmen und langsam hin- und herrollen.

- Wenn die Bewegung ein schneidendes Gefühl in Ihrer Haut erzeugt, wissen Sie, dass Sie dort weitermachen sollten. Rollen Sie, bis das schneidende Gefühl nachlässt.

5. Den Mastoid massieren

Jetzt geht es an den Musculus sternocleidomastoideus oder »großen Kopfwender«, der zwischen Brust-, Schlüsselbein und der Schädelbasis für Bewegung sorgt:

- Legen Sie beide Daumen hinter die Ohren, und ertasten Sie den Knochenvorsprung des Schädels etwas oberhalb Ihres Ohrläppchens. (Dort setzen einige Muskeln an, auch der Sternocleido-Muskel.)
- Das können Sie im Sitzen oder in Rückenlage mit aufgestellten Beinen machen.
- Den Kopf dabei in einer kleinen Nickbewegung langsam bewegen.
- Ruhig weiteratmen und ausprobieren, ob es sich gut anfühlt, wenn Sie mit dem Daumen die Haut mit Druck etwas verschieben, sodass der Druck sich verlagert.
- Machen Sie das auf jeder Seite ungefähr 2 Minuten lang.

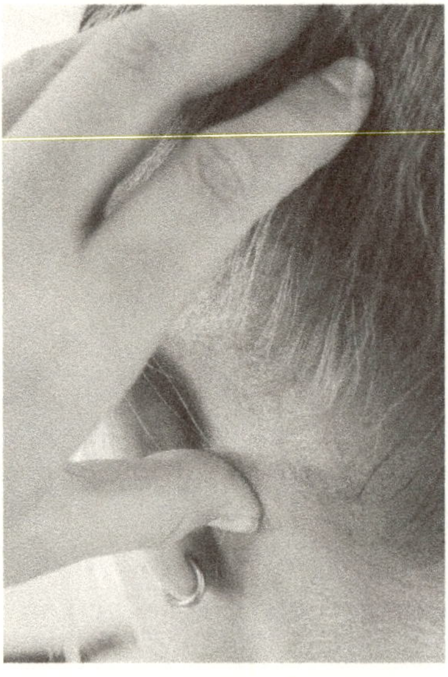

Abbildung 73: Mastoid-Massage

Die Kieferbehandlung

Hier folgen nun einige Selbstmassagen für die Kaumuskeln, die Ihnen helfen lockerzulassen. Besonders hilfreich sind diese am Abend, da die meisten in der Nacht beißen oder knirschen.
Die Kieferbehandlung hilft bei

- verspannten Kaumuskeln,
- Problemen, den Mund zu öffnen,
- Gesichts- und Schläfenkopfschmerz sowie
- Spannungsgefühlen und Missempfindungen im oberen Hals.

Sie umfasst folgende Schritte:

1. Kiefermuskeln der Wangen massieren
2. Kiefermuskeln der Schläfen massieren
3. Kiefermuskeln vor den Ohren massieren
4. Kiefermuskeln im Mund behandeln
5. Bindegewebe der Wangen rollen

1. Kiefermuskeln der Wangen massieren

- Sitzen Sie entspannt, und stützen Sie die Ellenbogen auf dem Tisch vor sich auf.
- Massieren Sie die Kaumuskeln Ihrer Wangen mit den Fingern.
- Bewegen Sie dabei Ihren Kiefer von rechts nach links, und spüren Sie die unterschiedliche Aktivität Ihrer Muskeln.
- Massieren Sie bis an die Jochbeine (Knochen oben und die Kieferwinkel).
- Dabei öffnen Sie den Mund immer wieder so weit, wie es geht.
- Machen Sie das 2 bis 3 Minuten lang.

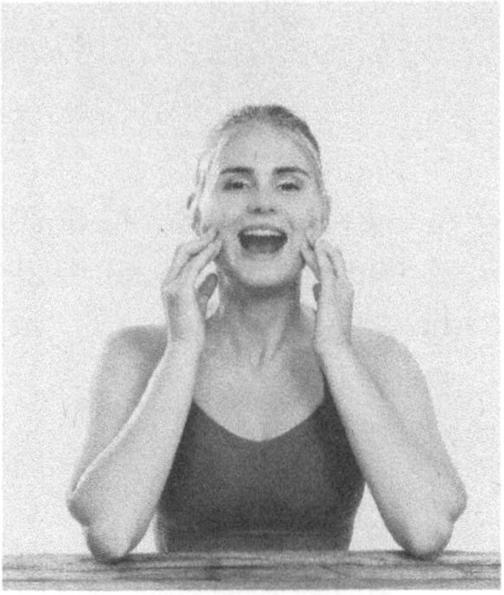

Abbildung 74:
Kiefermuskel – Wangenmassage

2. Kiefermuskeln der Schläfen massieren

- Sitzen Sie entspannt, und stützen Sie Ihre Ellenbogen auf dem Tisch vor sich auf.
- Neigen Sie den Kopf nach vorn, und fassen Sie mit Daumen oder Zeigefinger rechts und links den Schläfenmuskel (Musculus temporalis).
- Massieren Sie mit kleinen festen Kreisen dort, wo der Muskel druckempfindlich ist.
- Dabei schieben Sie die Haut mit Ihrem Fingerdruck über den Muskel.
- Vor dem Ohr, an den Schläfen, hinter dem Ohr, überall, wo Sie beim Kauen die Aktivität des Muskels spüren.
- 2 bis 3 Minuten lang.
- Am Ende alle Fingerkuppen aufsetzen und die Haut reiben, als wollten Sie etwas einreiben.

Wenn Sie den richtigen Druck gefunden haben, fühlen sich Ihre Schläfenmuskeln jetzt belebt und warm an.

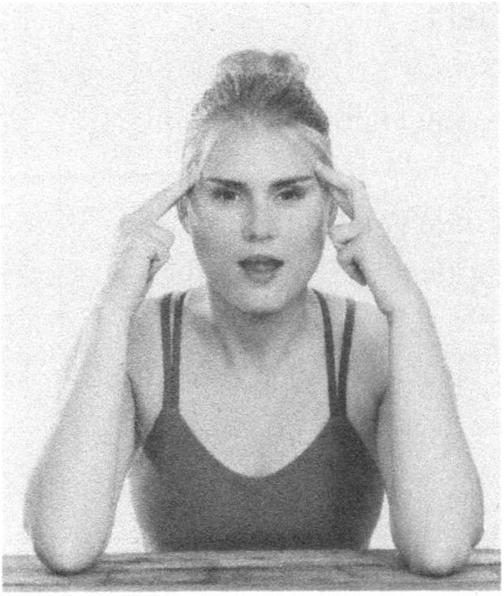

Abbildung 75:
Kiefermuskel – Schläfe massieren

3. Kiefermuskeln vor den Ohren massieren

Machen Sie Folgendes auf jeder Seite ungefähr 2 Minuten lang:

- Ellenbogen aufsetzen und mit 2 Fingern Druck direkt vor den Ohren ausüben.
- Kiefer dabei langsam von rechts nach links bewegen.
- 12 Wiederholungen.

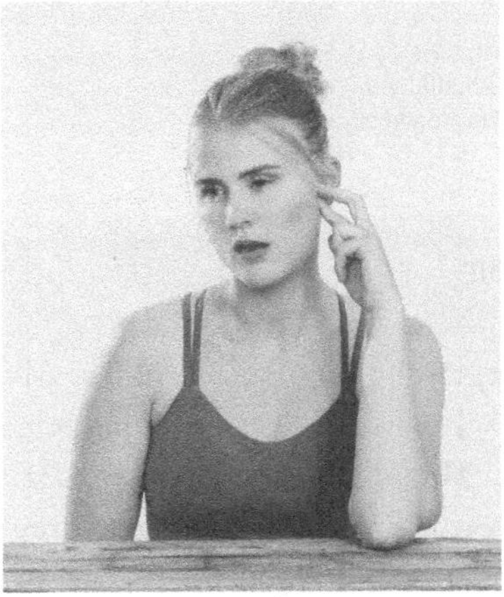

Abbildung 76: Region um die Ohren massieren

4. Kiefermuskeln im Mund behandeln

Machen Sie Folgendes auf jeder Seite ungefähr 2 Minuten lang:

- Den Kiefer leicht öffnen.
- Mit dem Zeigefinger an der inneren Wange entlangfahren.
- Am Ende der Wange die Stelle ertasten, wo Ober- und Unterkiefer sich treffen.
- Vorsichtig massieren und dabei den Kiefer von rechts nach links bewegen.
- 10-mal wiederholen.
- Weiter massieren und nun öffnen und schließen.
- 10-mal wiederholen.

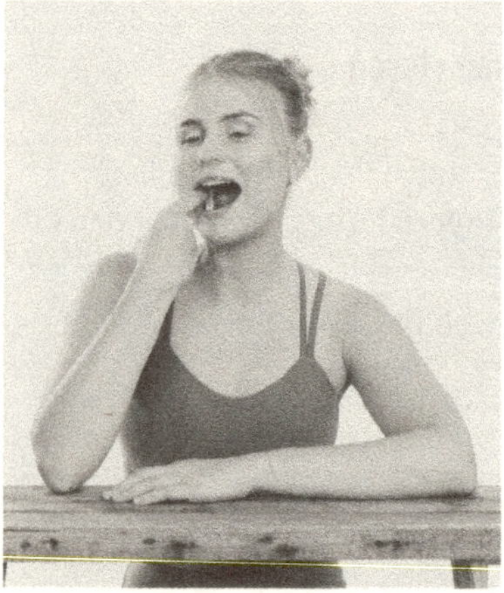

Abbildung 77: Kiefermuskeln im Mund behandeln

5. Bindegewebe der Wangen rollen

Für die Kiefer können Sie die Bindegewebe der Wangen rollen. Außerdem kann es hilfreich sein, das Bindegewebe am Mundboden zu massieren (s. S. 149, Abb. 63: »Den Mundboden massieren«). Dazu wie bei den Grundlagen der Bindegewebsbehandlung gezeigt vorgehen. Nehmen Sie eine Falte Ihres Gewebes der Wangen zwischen die Finger, und rollen Sie diese langsam hin und her.

- Die Haut der Wange zwischen Daumen und Finger nehmen und etwas zusammendrücken.
- Dann eine Rollbewegung machen.
- In verschiedene Richtungen rollen.
- Nur so stark rollen, dass es nicht zu schmerzhaft wird.
- Sehr langsam rollen und nur für maximal 5 Minuten pro Seite.

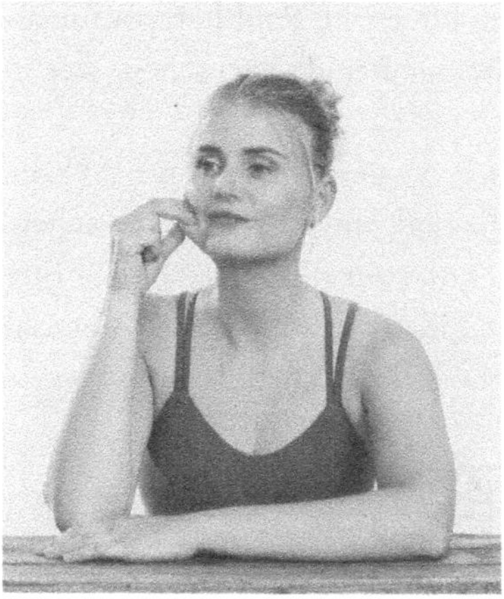

Abbildung 78: Das Bindegewebe der Wangen rollen

Danach schneiden Sie Grimassen, sprechen oder lachen Sie. Vermutlich können Sie neben einer Erwärmung durch die gestiegene Durchblutung auch spüren, dass Mimik und Sprechen einfacher geworden sind.

Ausblick

Wir hoffen, dass unsere Übungen und Selbstbehandlungen sowie die zahlreichen Tipps für den Alltag Ihnen beim Entspannen geholfen haben und Sie eine Verbesserung Ihrer Beschwerden erreichen konnten. Wenn Sie einen Pohltherapeuten oder eine Pohltherapeutin suchen, können Sie unter **www.Pohltherapeuten.de** nachsehen, wer in Ihrer Nähe arbeitet.

Falls Sie uns erreichen wollen, können Sie gern auf unserer Website **www.praxis-bruckmann.de** unsere Kontaktinformationen einsehen. Dort finden Sie auch unseren Onlinekurs, der die einzelnen Schritte der Behandlungen und Übungen im Video vorführt, sowie Material zum Thema, das über den Rahmen dieses Buchs hinausgeht.

Abbildung 79: Handy mit Foto-App auf den QR-Code halten und Link für weitere Informationen von den Autoren anklicken

Abbildung 80: Der Online-Kurs zum Buch

Dank

Wir bedanken uns bei allen, die uns geholfen haben, dieses Buch zu schreiben.

Vielen Dank an den Verlag und die gute geduldige und konstruktive Betreuung durch Frau Jaenicke und Herrn Röleke. Dank auch an die ausgezeichnete Fotografin Frau Angelika Klein, die uns professionell unterstützt hat und sich viel Mühe gemacht hat wie des Weiteren die kreative Illustratorin Frau Römer. Und herzlichen Dank an unseren engagierten und frustrationstoleranten Lektor, Herrn Ralf Lay.

Danke an unsere Tochter Cathrin, dafür, dass sie aus Berlin gekommen ist, um die Übungen und Selbstbehandlungen zu zeigen und sich fotografieren zu lassen.

Wir möchten außerdem Dank an diejenigen aussprechen, die uns manchmal einfach nur moralisch oder freundlich unterstützt haben, die wir auch mal fragen konnten oder die uns in stressigen Situationen während des Schreibens eine große Hilfe waren: Dr. Evelyn Bittner, Dorotheé Gluderer, Prof. Hajo Schneck, Dr. Petronela Monticelli-Meyer, Dr. Ulrike Scheffler-Seibold, Maren Carstensen, Angela von Ziehlberg, Doris Schüler, Nora Sammet und Andrea Entgens.

Anhang

Übungen und Indikationen im Überblick

Übungen, die Ihnen unangenehm sind, lassen Sie erst einmal beiseite und versuchen es in ein paar Wochen noch einmal, wenn schon alles lockerer geworden ist.

Das Basis-Programm für eine bessere Aufrichtung und Atmung
1. Neigen und drehen 103
2. Rollenstreck 106
3. Stuhlstreck 109
4. Doppelkinn 115
5. Atementspannung 116

Die Extras
Freier Hals
1. Atemhauch 118
2. Zungenübung 119
3. Brummen 120
4. Dampflok 122
5. Sprechen mit Korken 124
6. Atembogen 125

Lockerer Nacken
1. Nackendehnung 127
2. Augenübung 128
3. Armschwung 130
4. Tür-Move 131
5. Schulter-Gurtübung 133

Entspannte Kiefer
1. Kieferübung am PC 138
2. Der Löwe 139
3. Die liegende Acht 140

Welche Übung bei welcher Indikation?

Beschwerden	Übungen
Im Hals Kloßgefühl und andere Missempfindungen, Stimmstörungen Räusperzwang Hustenreiz Verschleimung Übelkeit Schluckstörungen Halsschmerzen ohne Befund	Basis-Programm und Extra »Freier Hals«
Im Nacken Schmerzen Spannung und Druck Kopf- und Schulterschmerzen Schwindel und Tinnitus	Basis-Programm und Extra »Lockerer Nacken«
Im Kiefer Zahnschmerzen ohne Befund Gesichtsschmerzen Spannungsgefühle	Basis-Programm und Extra »Entspannte Kiefer« »Zungenübung« aus dem Extra »Freier Hals«
Atembeschwerden	»Rollenstreck«, »Stuhlstreck«, »Doppelkinn« aus dem Basis-Programm »Atemhauch«, »Brummen«, »Dampflok«, »Atembogen« aus dem Extra »Freier Hals« »Augenübung« aus dem Extra »Lockerer Nacken«
Fehlhaltungen Rundrücken und Hohlkreuz Haltungsprobleme wie »Schildkröte« et cetera	Basis-Programm Basis-Programm und Extra »Lockerer Nacken«

Verzeichnis der Massagen und Selbstbehandlungen

Die Halsbehandlung

1. Das Bindegewebe am Hals massieren 145
2. Muskelbehandlung am Hals 149

Die Nackenbehandlung

1. Den oberen Rücken ausrollen 151
2. Den Nacken ausrollen 153
3. Triggerpunkte im Nacken behandeln 156
4. Das Bindegewebe im Nacken massieren 157
5. Den Mastoid massieren 158

Die Kieferbehandlung

1. Kiefermuskeln der Wangen massieren 159
2. Kiefermuskeln der Schläfen massieren 160
3. Kiefermuskeln vor den Ohren massieren 161
4. Kiefermuskeln im Mund behandeln 162
5. Bindegewebe der Wangen rollen 162

Literatur

Allgemein zu Verspannungen im Nacken und Hals

Atherton, K.,et al.:Predictors of persistent neck pain after whiplash injury, *Emergency Medicine Journal*, 23,2006, 195–201

Ben Ayed, H., et al.: Prevalence, Risk Factors and Outcomes of Neck, Shoulders and Low-Back Pain in Secondary-School Children, *Journal of Research in Health Science*, 19 (1), 2019, e0040

Chaitow, L.: *Fascial Dysfunction – Manual Therapy Approaches,* Pencaitland 2016

Choi, Y.H., Kim, K.S., und Kwon, O.Y.: The Relationship between Chronic Neck Pain and Physical Fitness Factors in Office Workers, *Annals of Rehabilitation Medicine*, 42 (1), 2018, 33–42

Davies, C., und Davies, A.: *Arbeitsbuch Triggerpunkt-Therapie*, Paderborn 2011

Dommerholt, J., Bron, C., und Franssen, J.: Myofascial trigger points: an evidence-informed review, *Journal of bodywork and movement therapies*, 19/1, 2011, 126–137

Fares, J., Fares, M.Y., und Fares, Y.: Musculoskeletal neck pain in children and adolescents: Risk factors and complications, *Surgical Neurology International*, 8, 2017, 72

Gerwin, R.D.: Classification, epidemiology, and natural history of myofascial pain syndrome, *Current Pain and Headache Reports*, 2001, 412–420

Kim, Y.S., und Kim, K.S.: Neck Pain and Stress-related Risk Factors in Office Workers. *The Korean Journal of Pain*, 30 (4), 2017, 248–255

Peterson, M.: MOVE: Without pain, New York 2011

Pfitzer, T.: *Kiefer gut, alles gut*, München 2018

Robert Koch-Institut: Prävalenz von Rücken- und Nackenschmerzen in Deutschland. Ergebnisse der Krankheitslast-Studie BURDEN 2020, RKI, *Journal of Health Monitoring S3/2021*, Berlin 2021

Sihawong, R., et al.: Predictors for chronic neck and low back pain in office workers: a 1-year prospective cohort study, *Journal of Occupational Health*, 58 (1), 2016, 16–24

Simons, D.G., Travell, J.G., und Simons, L.S.: *Handbuch der Muskeltriggerpunkte: Obere Extremität, Kopf und Rumpf*, München 2002

Wang, R., et al.: Risk factors associated with the prevalence of neck and shoulder pain among high school students: a cross-sectional survey in China, BMC *Musculoskeletal Disorders*, 24 (641), 2023

Weiss, T.: *Schwindel ohne Befund*, München 2019

Diese Studien tragen dazu bei, ein umfassenderes Verständnis von Nacken- und Halsbeschwerden zu entwickeln, und geben Hinweise auf mögliche Risikofaktoren und Zusammenhänge mit Stress, physischer Fitness, Smartphone-Nutzung und bestimmten medizinischen Zuständen. Die Ergebnisse könnten Ärzten und Therapeuten helfen, geeignete Behandlungsansätze zu entwickeln und präventive Maßnahmen zur Reduzierung der Beschwerden zu empfehlen.

Kloß im Hals und weitere Beschwerden

Aderhold, E., und Wolf, E.: *Sprecherzieherisches Übungsbuch*, Berlin 2018

Barbero, M., et al.: Myofascial trigger points and innervation zone locations in upper trapezius muscles, *BMC Musculoskeletal Disorders*, 14, 2013, 179

Bartolome, G., und Schröter-Morasch, H.: *Schluckstörungen: Interdisziplinäre Diagnostik und Rehabilitation*, München 2022

Bordoni, B., et al.: Anterior Cervical Fasciae and Inner Human Balance, *Cureus*, 11 (6), 2019

Bordoni, B., et al.: Exploring the Neural Basis of Coughing: Inhibitory Control of Cough, *Medical Science Monitor*, 23, 2002, 4620–4625

Choi, W.-J., et al.: Correlation with Daily Life, Physical Activity, Pain, and Degree of Disability of Office Workers with Non-Specific Chronic Neck Pain, *Physical Therapy Rehabilitation Science*, 11 (3), 2022, 363–369

Fernández-de-las-Peñas, C., et al.: Referred Pain from Muscle Trigger Points in the Masticatory and Neck-Shoulder Musculature in Women With Temporomandibular Disorders, *The Journal of Pain*, 11, 2010, 1295–1304

Fernández-de-las-Peñas, C., et al.: *Cranimandibuläre Dysfunktion (CMD)*, Berlin 2021

Finando, S., und Finando, D.: Fascia and the mechanism of acupuncture, *Journal of Bodywork and Movement Therapies*, 15 (2), 2011, 168–176

Fleischer, S., Hess, M., und Lieberman, J.: Globus pharyngis: Gezielte Muskeldehnung gegen den Kloß im Hals, *HNO-Nachrichten*, 47 (3), 2017, 36–41

Gabbiani, G., et al.: Granulation tissue as a contractile organ. A study of structure and function, *The Journal of Experimental Medicine*, 135 (4), 1972, 719–734

Gerdle, B., et al.: Chronic musculoskeletal pain: review of mechanisms and biochemical biomarkers as assessed by the microdialysis technique, *Journal of Pain Research*, 12, 2014, 313–326

Gundermann, H.: *Heiserkeit und Stimmschwäche*, Stuttgart 1995

Huijing, P. A.: Epimuscular myofascial force transmission: a historical review and implications for new research, *Journal of Biomechanics*, 42 (1), 2009, 9–21

Ingber, D.: Tensegrity-based mechanosensing from macro to micro, *Progress in Biophysics and Molecular Biology*, 97 (2–3), 2008, 79

Jahre, H., et al.: Risk factors for non-specific neck pain in young adults. A systematic review, *BMC Musculoskeletal Disorders*, 21 (1), 2020, 366

Kim, Y. S., und Kim, K. S.: Neck Pain and Stress-related Risk Factors in Office Workers, *The Korean Journal of Pain*, 30 (4), 2017, 248–255

Koppenhaver, S., et al.: Association between changes in abdominal and lumbar multifidus muscle thickness and clinical improvement after spinal manipulation therapy in patients with chronic low back pain, *The Journal of Orthopaedic and Sports Physical Therapy*, 41 (6), 2011, 389–399

Langhals, F., et al.: Myofascial trigger points in patients with chronic tension-type headache: a clinical and imaging study, *Headache Pain*, 190 (1), 2018, 84

Löber, C., und Grabbe, H.: *Immer der Nase nach*, München 2021

Müller-Vahl, H.: *Läsionen peripherer Nerven und radikuläre Syndrome*, Stuttgart 2021

Peat, J. H.: A cephalometric study of tongue position, *American Journal of Orthodontics*, 54 (5), 1968, 339–351

Schöttl, R., Kares, H., und Schindler, H.: *Der etwas andere Kopf- und Gesichtsschmerz*, Erlangen 2011

Simons, D. G., Travell, J. G., und Simons, L. S.: *Handbuch der Muskeltriggerpunkte: Obere Extremität, Kopf und Rumpf*, München 2002

Stecco, A., et al.: *Fascial Disorders: Implications for Treatment*, New York 2015

Diese Fundstellen bieten Einblicke in Faszien, Muskeln und Ursachen für das Globusgefühl im Hals. Sie behandeln Themen wie die Verbindung von myofaszialen Triggerpunkten und Release-Methoden bei chronischen Kopfschmerzen, die Bedeutung von Muskelveränderungen, die Behandlung von Faszialstörungen, die Verbindung von Muskeltriggerpunkten mit temporomandibulären Störungen, die Rolle der Halsmuskulatur bei Schluckbeschwerden, das Konzept von myofaszialem Schmerz und Dysfunktion, die Rolle von myofaszialen Schmerzsyndromen und die Lokalisation von Triggerpunkten und Innervationszonen in Muskeln sowie die Kontraktionsfähigkeit der Gewebe, die Beschwerden im Nackenbereich, das Konzept der Tensegrity-Mechanosensorik und die Kraftübertragung zwischen Muskeln durch Faszien.

Myofasziale Beschwerden und myofasziale Manipulation

Barral, J.-P., und Croibier, A.: *Manipulation kranialer Nerven*, München 2008

Bruckmann, R., und Mörgen, T.: *Rückenschmerzen selbst behandeln mit der Pohltherapie*, München 2021

Bruckmann, R.: *Unter der Gürtellinie*, München 2020

Dicke, E., Schliack, H., und Wolff, A.: *Bindegewebsmassage*, Stuttgart 1979

Dicke, E.: *Meine Bindegewebsmassage*, Stuttgart 1962

Donnelly, J. M. (Hg.): *Travell, Simons & Simons' Handbuch der Muskeltriggerpunkte*, München 2022

Fernández-de-las-Peñas, C., et al.: The local and referred pain from myofascial trigger points in the temporalis muscle contributes to pain profile in chronic tension-type headache, *The Clinical Journal of Pain*, 23 (9), 2007, 786–792

Fernández-de-las-Peñas, C., und Dommerholt, J.: International Consensus on Diagnostic Criteria and Clinical Considerations of Myofascial Trigger Points: A Delphi Study, *Pain Medicine*, 15 (3), 2014, 346–356

Froböse, I.: *Muskeln: Die Gesundmacher*, Berlin 2023

Froriep, R.: Die rheumatische Schwiele, Neue Notizen aus dem Gebiet der Natur- und Heilkunde, Band 27, Weimar 1843, 25–29

Gerber, L. H., et al.: Symptomatology in patients with myofascial pain syndrome and fibromyalgia, *Journal of Musculoskeletal Pain*, 23 (2), 2015, 43–50

Guimberteau, J.-C., und Armstrong, C.: *Faszien: Architektur des menschlichen Gewebes*, Berlin 2016

Kodama, Y., et al.: Response to Mechanical Properties and Physiological Challenges of Fascia: Diagnosis and Rehabilitative Therapeutic Intervention for Myofascial System Disorders, *Bioengineering*, 10 (4), 2023, 474

Lange, M.: *Die Muskelhärten*, München 1931

Lewitt, K.: *Manuelle Medizin*, München 2004

Lucas, K. R., Polus, B. I., und Rich, P. A.: Latent myofascial trigger points: their effects on muscle activation and movement efficiency, *Journal of Bodywork and Movement Therapies*, 18 (1), 2014, 1318

Mense, S.: *Muskeln, Faszien und Schmerz*, Stuttgart/New York 2021

Müller, A.: *Lehrbuch der Massage: Die funktionellen Erkrankungen des Bewegungsapparates und die Theorie der Massage*, Bonn 1926

Müller-Wohlfahrt, H.-W., Ueblacker, P., und Hänsel, L.: *Muskelverletzungen im Sport*, Stuttgart/New York 2018

Müller-Wohlfahrt, H.-W.: *Mensch, beweg Dich! So stärken Sie Ihr Bindegewebe*, München 2002

Muscolino, J. E.: *Anatomische Strukturen begreifen*, München 2013

Myers, T. W.: *Anatomy Trains: Myofasziale Leitbahnen*, München 2022

Pawlukiewicz, M.: Fascial Manipulation Method Is Effective in the Treatment of Myofascial Pain, but the Treatment Protocol Matters: A Randomised Control Trial – Preliminary Report, *Journal of Clinical and Medical Sciences*, 11 (15), 2022, 4546

Pischinger, A.: *Das System der Grundregulation*, Stuttgart 2010

Platzer, W.: *Bewegungsapparat*, Stuttgart/New York 2013

Rolf, I.: *Rolfing im Überblick*, Paderborn 1993

Roth, O., und Dörbeck, F.: Stichwort »Myositis« in: *Roth's klinische Terminologie: Zusammenstellung der in der gesamten Medizin gebräuchlichen technischen Ausdrücke mit Erklärung ihrer Bedeutung und Ableitung*, Stuttgart 1914

Schleip, R., mit Baker, A.: *Faszien in Sport und Alltag*, München 2016

Shah, J. P., et al.: Trigger Points Then and Now: A Historical and Scientific Perspective, *The Journal of Injury, Function, and Rehabilitation*, New York 2015, 746–761

Shah, J. P., und Gilliams, E. A.: Uncovering the biochemical milieu of myofascial trigger points using in vivo microdialysis: an application of muscle pain concepts to myofascial pain syndrome, *Journal of Bodywork and Movement Therapies*, 2008, 371–384

Stecco, A., und Stecco, L.: *Fasziale Manipulation*, Stettin 2016

Strauss, H.: Über die sogenannte »rheumatische Muskelschwiele«, *Klinische Wochenschr*ift, 1898, 35:89–91, 121–123, zitiert in: Inanici, F., und Yunus, M., B.: History of fibromyalgia: Past to present, Current Pain and Headache Reports 2004, 8: 369–378

Teirich-Leube, H.: *Grundriß der Bindegewebsmassage*, München 1999

Treaster, D., et al.: Myofascial trigger point development from visual and postural stressors during computer work, *Journal of Electromyography and Kinesiology*, 16 (2), 2006, 115–124

Wilke, J., et al.: Effect of Fascial Manipulation on Musculoskeletal Pain and Range of Motion: A Systematic Review and Meta-analysis of Randomized Controlled Trials, *Journal of Bodywork and Movement Therapies*,22 (2), 2018, 484–495

Die frühen Arbeiten von Froriep (1843), Strauss (1899) und Lange (1931) legten den Grundstein für das Verständnis von myofaszialen Beschwerden und Muskelhärten. Roth und Dörbeck (1919) führten den Begriff »Myositis« ein, der später mit myofaszialen Triggerpunkten in Verbindung gebracht wurde. Müller (1926), Dicke (1962), Rolf (1993) und Lewitt (2004) schufen bedeutende Grundlagen manueller myofaszialer Behandlung. Dommerholt et al. (2011) gaben einen evidenzbasierten Überblick über myofasziale Triggerpunkte und deren Behandlung. Shah und Gilliams (2008) untersuchten die biochemischen Merkmale von Triggerpunkten mittels Mikrodialyse – minimalinvasives Monitoringverfahren in der extrazellulären Flüssigkeit. Treaster et al. (2006) zeigten, wie visuelle und posturale (Körperhaltung) Belastungen am Computer die Entwicklung von Triggerpunkten beeinflussen können. Shah et al. (2015) lieferten eine historische und wissenschaftliche Perspektive zu myofaszialen Triggerpunkten. Kodama et al. (2023) betonten die Relevanz von Faszien in Bezug auf ihre mechanischen Eigenschaften. Pawlukiewicz (2022) fand in einer randomisierten kontrollierten Studie, dass die Fascial-Manipulation-Methode effektiv zur Behandlung von myofaszialen Schmerzen ist, wobei das Behandlungsprotokoll von Bedeutung ist. Andere Studien (Gerber et al. [2015], Lucas et al. [2014], Fernández-de-las-Peñas et al. 2014) haben sich mit Symptomen und Diagnosekriterien von myofaszialen Triggerpunkten befasst und deren Rolle bei verschiedenen Schmerzsyndromen und Kopfschmerzen untersucht. Eine Meta-Analyse von Wilke et al. (2018) kam zu dem Schluss, dass fasziale Manipulation eine signifikante Wirkung auf muskuloskelettale Schmerzen und Bewegungseinschränkungen haben kann.

Insgesamt legen diese Studien nahe, dass myofasziale Beschwerden und Triggerpunkte eine wichtige Rolle bei verschiedenen Schmerzzuständen spielen und dass fasziale Manipulation eine vielversprechende therapeutische Intervention sein kann, um diese Beschwerden zu behandeln.

Faszien und vegetatives Nervensystem

Bordoni, B., et al.: Anatomic Connections of the Diaphragm: Influence of Respiration on the Body System, *Journal of Multidisciplinary Healthcare*, 8, 2015, 281–291

Chaitow, L., et al.: Neuromuscular Aspects of Physical Therapy, *Journal of Bodywork and Movement Therapies*,16 (1), 2012, 91–102

Chaudhry, H., et al.: Viscoelastic Behavior of Human Fascia: Relaxation Test Results for Muscular and Sural Fascia, *The Journal of the American Osteopathic Association*, 108 (8), 2008, 379–390

Guimberteau, J.C., et al.: The Neurological Organization of Fascias: Contributions from Cadaveric Dissection, *Journal of Bodywork and Movement Therapies*, 19 (4), 2015, 620–626

Langevin, H.M., et al.: Fibroblast Cytoskeletal Remodeling Contributes to Connective Tissue Tension, *The Journal of Cell Physiology*, 207 (3), 2006, 753–761

Pavan, P.G., et al.: Fascia in the Neurovascular Bundle, *Journal of Bodywork and Movement Therapies*, 18 (3), 2014, 408–413

Schleip, R., und Bartsch, K.: Faszien als sensorisches und emotionales Organ: Faszien als Sinnesorgan, *Osteopathische Medizin*, 24 (1), 2023, 4–10

Schleip, R., et al.: Fascia and the Mechanisms of Acupuncture, *Journal of Bodywork and Movement Therapies*, 23 (4), 2019, 768–774

Schleip, R.: Fascial Plasticity – A New Neurobiological Explanation: Part 1, *Journal of Bodywork and Movement Therapies*, 22 (2), 2018, 232–239

Stecco, A., et al.: Fascial Components of the Myofascial Pain Syndrome, *Current Pain and Headache Reports*, 22 (4), 2018, 29

Die Ergebnisse dieser Studien legen nahe, dass Faszien eine wichtige Rolle als sensorisches und emotionales Organ spielen und eine enge Verbindung zum vegetativen Nervensystem haben. Das Zwerchfell als Teil des faszialen Gewebes beeinflusst auch das vegetative Nervensystem. Die Faszien zeigen eine viskoelastische Verhaltensweise, und ihre strukturelle Remodellierung kann zu Spannungen beitragen. Die Interaktionen zwischen Faszien und dem vegetativen Nervensystem könnten für die Entwicklung von myofaszialen Schmerzen von Bedeutung sein.

Insgesamt wird das neuromuskuläre System als Teil eines komplexen Geflechts betrachtet, das Faszien, Muskeln und das vegetative Nervensystem umfasst und Einfluss auf die Gewebe- und Spannungsregulierung haben kann. Die Faszien spielen somit eine bedeutende Rolle bei der Regulation und Integration verschiedener Körpersysteme und könnten potenziell wichtige Zielstrukturen für therapeutische Ansätze darstellen.

Renate Bruckmann · Tilo Mörgen

RÜCKENSCHMERZEN SELBST BEHANDELN MIT DER POHLTHERAPIE

Mit einfachen Übungen endlich schmerzfrei werden

Dieses Buch zeigt, woher Rückenschmerzen kommen, welche Muskeln verkrampft sind, und was die Betroffenen selbst ganz konkret dagegen tun können. Sie lernen, sich selbst zu helfen – durch einfache Übungen, Selbstbehandlung und Tipps für Alltag, Sport und Arbeit.

Erste Hilfe für akute Beschwerden, dauerhafte Hilfe für chronische Beschwerden · Mit 15-Minuten-Programmen Schmerzlinderung nach 4 Tagen · Schritt-für-Schritt-Anleitungen mit 100 Fotos und 30 Zeichnungen · Ampelsystem je nach Beschwerdegrad · Dos and Don'ts für eine optimale Rückengesundheit · Von den erfahrenen Pohltherapeuten und Schmerzexperten

Renate Bruckmann

UNTER DER GÜRTELLINIE

Unerklärliche Beschwerden im urogenitalen Bereich körpertherapeutisch verstehen und behandeln

Die erfahrene Pohltherapeutin Renate Bruckmann gibt konkrete Hilfestellungen zur Selbsthilfe bei Körperfunktionsstörungen und Schmerzen, von Männern und Frauen, die oft als psychosomatisch gelten. Ihnen liegen sehr häufig Verspannungen zugrunde, die aus alltäglichen Gewohnheiten entstehen. Aus medizinischer Sicht ist alles in Ordnung, dennoch wird das Leben der Betroffenen stark beeinträchtigt.
Renate Bruckmann arbeitet seit vielen Jahren mit der Pohltherapie® im Spezialgebiet Beschwerden im urogenitalen Bereich und hat vielen Menschen geholfen, wieder schmerzfrei zu werden.
Mit präzisen Schritt-für-Schritt-Anleitungen, Fotos und Zeichnungen für die Selbstanwendung.